सावधान!
सिगरेट पीना मना है

सावधान!
सिगरेट पीना मना है

महेश दत्त शर्मा

चिल्ड्रन बुक टेंपल
दिल्ली

प्रकाशक : चिल्ड्रन बुक टेंपल, सी–55, गणेश नगर, पांडव नगर, दिल्ली–110092
सर्वाधिकार : सुरक्षित / संस्करण : प्रथम, 2018 / मूल्य : दो सौ पचास रुपए
मुद्रक : आर–टेक ऑफसेट प्रिंटर्स, दिल्ली ISBN 978-93-86936-11-0

SAVDHAN! CIGARETTE PEENA MANA HAI

by Mahesh Dutt Sharma ₹ 250.00

Published by Children Book Temple, C-55, Ganesh Nagar, Pandav Nagar, Delhi-110092

अपनी बात

काली स्याह रात में मि. कमल सोफे पर बैठे सिगरेट पर सिगरेट पिए चले जा रहे हैं। उनके माथे पर चिंता की रेखाएँ खिंची हुई हैं। उनका मानना है कि सिगरेट पीने से दिमाग तेज काम करने लगता है, चिंताएँ मिट जाती हैं। बहुत से लोग ऐसा ही मानते हैं। लेकिन यहाँ तो उलटा ही हो रहा है। मि. कमल की रेखाएँ और गहरी होती जा रही हैं। सिगरेट की राख को वे एक ऐश-ट्रे में छिड़कते जा रहे हैं। वह ऐश-ट्रे कंकाल की खोपड़ी के आकार की है। एकाएक उस खोपड़ी से तेज धुआँ निकलता है और वह एक मानवाकार लेकर तेज अट्टहास करने लगता है—हा-हा-हा…!

"क…कौन हो तुम?" मि. कमल बड़ी मुश्किल से हकलाते हुए बोलते हैं।

"मैं, मैं भी कभी तेरी तरह इस सोफे पर बैठता था और तेरी तरह चेन स्मोकर था। लेकिन देख, मेरी क्या हालत हो गई। सिगरेट पी-पीकर अकाल मौत मारा गया और यह ऐश-ट्रे बन गया—कंकालवाली। कमल, तू भी ऐसी ही मौत मारा जाएगा। एक दिन तू भी ऐसी ही ऐश-ट्रे बन जाएगा—कंकालवाली। हा-हा-हा! खूब सिगरेट पी, हा-हा-हा!"

अचानक मि. कमल हड़बड़ाकर उठ बैठे। वे सपना देख रहे थे।

कहीं आप भी तो सिगरेट नहीं पीते हैं, वरना यह सपना आपकी भी हकीकत बन सकता है। यह भ्रम दिमाग में न पालें कि सिगरेट पीना, तंबाकू और गुटखे खाना मर्दानगी की निशानी है, या इस भ्रम में न पड़ें कि सिगरेट पीने से थकान दूर होती है या ताजगी आती है।

इसे इस प्रकार समझें—

सिगरेट-बीड़ी पीने से आदमी का दिमाग गधे जैसा हो जाता है; बल्कि यों कहिए, आदमी गधा बन जाता है। जैसे गधे पर वजन लादते रहिए, लादते रहिए, वह बेचारा बिना चूँ-चपड़ किए वजन ढोता रहता है, उसी तरह सिगरेट-बीड़ी पीने के बाद आदमी गधे की तरह काम में जुटा रहता है। वह अपने दिमाग को इस तरह से व्यस्त कर देता है कि सिगरेट पीने से तुझे ताकत मिलती है और बस, उसका दिमाग उस लिखे गए प्रोग्राम की तरह काम करने लगता है। यह अलग बात है कि इस क्रम में शरीर के बाकी सभी अंग दिमाग का साथ छोड़ देते हैं। और यही कारण है कि शरीर की कोशिकाएँ जर्जर होने लगती हैं। वक्त से पहले ही नए कोशों का पुनर्निर्माण रुक जाता है, तंत्रिका तंत्र की संवेदनशीलता ठप्प पड़ने लगती है, रक्त-संचरण का प्राकृतिक प्रवाह बाधित होने लगता है और आदमी की औसत आयु घटकर आधी रह जाती है।

दुनिया भर में आँकड़ों पर नजर डालें तो हम सिहर उठेंगे। सिगरेट और तंबाकू उत्पादों से हर वर्ष करोड़ों लोग असमय मौत का निवाला बन जाते हैं। लाखों लोग गली-सड़ी बीमारियों के शिकार बनते हैं। आगे पुस्तक में हम इस विषय में विस्तार से चर्चा करेंगे। अभी आप यह जान लें कि ये सब बीमारियाँ हम स्वयं मोल लेते हैं।

कितने अचंभे की बात है कि अपनी मौत हम पैसों से खरीदते हैं। हम जान-बूझकर तिल-तिल मौत का शिकार होते रहते हैं। इस दृष्टि से सिगरेट पीनेवालों को समझदार तो हरगिज नहीं कहा जा सकता है।

द्वापर में यक्ष के एक प्रश्न के जवाब में युधिष्ठिर ने कहा था कि मृत्यु सबसे बड़ी सच्चाई है, फिर भी इनसान उसे मानने से, स्वीकारने से कतराता है। आज कलियुग का सबसे बड़ा यक्षप्रश्न यह हो सकता है कि आदमी जान-बूझकर और खरीदकर मौत को गले कब लगाता है? जवाब होगा—सिगरेट पीकर, और फिर भी उसे स्वीकारने से कतराता है।

इसलिए ठहरिए, जरा सोचिए, सिगरेट पीकर आप दोहरा नुकसान क्यों उठाने पर तुले हुए हैं? आइए, आज ही संकल्प करें कि अब नहीं! हम कंकालवाली ऐश-ट्रे नहीं बनना चाहते। हम बीमारियों को पैसे देकर नहीं खरीदना चाहते।

इस पुस्तक का यही उद्देश्य है कि आप बीड़ी-सिगरेट, तंबाकू-गुटखे से तौबा कर लें तथा औरों को भी इसके लिए प्रेरित करें। केवल पढ़कर ही न रह जाएँ कि सिगरेट पीना स्वास्थ्य के लिए हानिकारक है, बल्कि उस पर अमल

भी करें। आप इस जहर को पीकर निरापद नहीं रह सकते। आप कभी नहीं चाहेंगे कि आपके बच्चे आपका अनुसरण करें। इसके लिए पहल आपको ही करनी होगी–पहले आपको अपनी आदत बदलनी होगी। शुरुआत आज और अभी से हो सकती है, बस संकल्प-शक्ति होनी चाहिए। वह आप में है। आप आज से, अभी से और इसी क्षण से नशे की इस बुरी आदत से मुक्त हैं। ईश्वर आपको शक्ति दे।

शुभकामनाएँ!

–महेश दत्त शर्मा

विषय-सूची

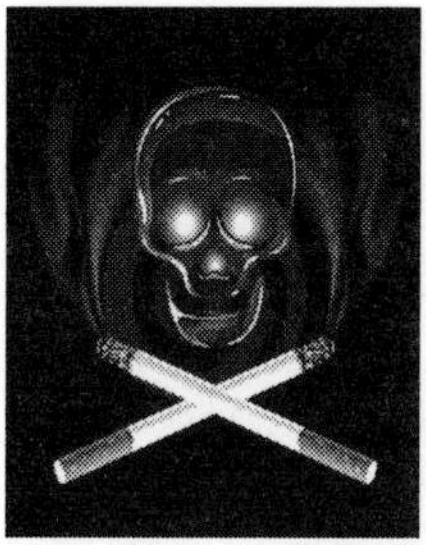

1

तंबाकू : कुछ सिहरन भरे तथ्य

कुछ लोग तंबाकू उत्पादों को ईश्वर का उत्कृष्ट उपहार कहते हैं; क्योंकि वे समझते हैं कि इससे उनकी बहुत सी शारीरिक व्याधियाँ दूर हो जाती हैं या उन्होंने अपना मानस ऐसा ही बना लिया होता है—यह अकेलेपन का सहारा है, उनकी प्रेरणा-शक्ति है और न जाने क्या-क्या! सदियों तक आदमी इन अवधारणाओं का हुक्का गुड़गुड़ाता रहा, लेकिन अब जब इस पर नौ लाख से अधिक शोध-पत्र आ चुके हैं तो विस्फोटक और जानलेवा नतीजे सामने आए हैं। यह दुनिया का एकमात्र ऐसा उत्पाद है, जो मनुष्य को सबसे अधिक बीमारियाँ उपहार में देता है और मनुष्य उन्हें पैसे देकर गले लगाता है।

भारत में स्थिति

जागरूकता अभियानों के बावजूद भारत में तंबाकू सेवन की आदत में निरंतर बढ़ोतरी हो रही है। एक मोटे अनुमान के अनुसार, भारत में लगभग 15 करोड़ लोग धूम्रपान करते हैं। इनमें बच्चे, स्त्री, पुरुष सभी शामिल हैं।

- देश की लगभग एक-तिहाई आबादी (लगभग 30 फीसदी लोग), जिनमें 15 से 49 वर्ष की आयु के लोग शामिल हैं, किसी-न-किसी रूप में तंबाकू उत्पादों का सेवन करते हैं।
- यदि हम स्त्री-पुरुषों की संख्या अलग कर दें तो इनमें से 57 फीसदी पुरुष और स्त्रियाँ तंबाकू उत्पादों का सेवन करते हैं।

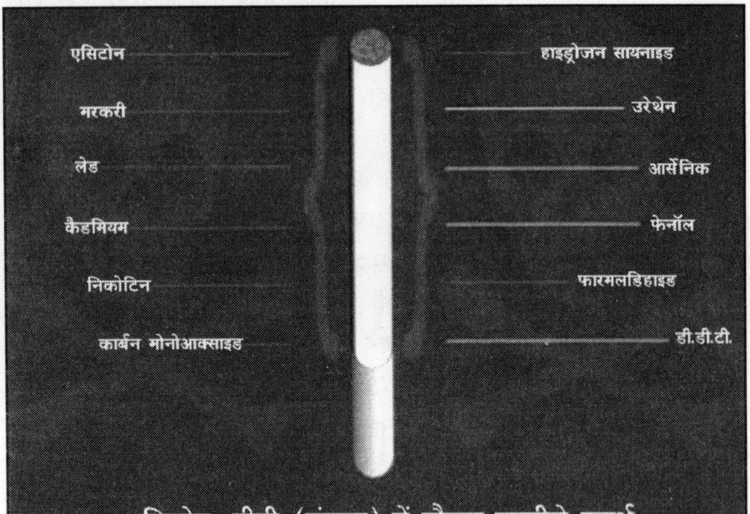

सिगरेट–बीड़ी (तंबाकू) में मौजूद जहरीले पदार्थ

- 13 से 15 वर्ष की आयु के 4 फीसदी किशोर धूम्रपान की चपेट में हैं। इनमें किशोर और किशोरियों का अलग-अलग प्रतिशत क्रमश: 5 और 2 है।
- 12 फीसदी किशोर दूसरे प्रकार के तंबाकू उत्पादों का सेवन करते हैं।
- तंबाकू उत्पादों में बीड़ी का सबसे अधिक इस्तेमाल किया जाता है। तंबाकू बाजार में इसका हिस्सा 48 फीसदी है। गुटखे का हिस्सा 38 फीसदी है और सिगरेट का 14 फीसदी।

तंबाकू उत्पादों की घातकता

- तंबाकू सेवन असमय मौत को आमंत्रण देता है। इसका उपभोक्ता अपनी आयु को अपने हाथों नष्ट कर आधी कर लेता है।
- तंबाकू उत्पाद प्रतिवर्ष लगभग 12 लाख भारतीयों की बलि ले लेते हैं।
- बीड़ी और सिगरेट पीनेवाले स्वस्थ लोगों की अपेक्षा 8 से 12 वर्ष पहले स्वर्ग सिधार जाते हैं। इसके पहले बहुधा उन्हें मौत से भी बदतर घातक बीमारियों से जूझना पड़ता है।
- यदि यही रुझान जारी रहा तो वर्ष 2020 तक देश में प्रतिवर्ष कुल होनेवाली अकाल मौतों में तंबाकू उत्पादों से होनेवाली मौतों का हिस्सा

13 से 15 फीसदी हो जाएगा।

- 13 से 15 वर्ष के 27 फीसदी किशोर और किशोरियाँ घर में सेकंड हैंड स्मोकिंग करते हैं, जबकि 40 फीसदी सार्वजनिक स्थानों पर।
- यदि हम किसी एक वर्ष का आँकड़ा देखें तो सन् 2004 में देश में 7,700 करोड़ रुपए तंबाकू उत्पादों पर फूँके गए थे।
- इसी वर्ष लगभग 5,400 करोड़ रुपए तंबाकू से जुड़ी बीमारियों पर खर्च किए गए थे।
- यही नहीं, तंबाकू उत्पादों ने बड़े-बड़े अग्निकांडों से न केवल आर्थिक बरबादी की है, बल्कि पर्यावरण को भी भारी नुकसान पहुँचाया है।

जैसा कि पहले ही बताया गया है, तंबाकू उत्पाद अनगिनत भयंकर बीमारियों के जन्मदाता हैं। इनमें कैंसर और हार्ट अटैक सबसे अधिक जानलेवा हैं।

- वर्ष 2000 में दुनिया भर में लगभग 17 लाख लोग धूम्रपान की आदत के कारण असमय मौत का शिकार बने।
- इसी वर्ष दुनिया भर में लगभग 8.5 लाख लोग धूम्रपान की आदत के कारण फेफड़े के कैंसर के शिकार होकर मरे।
- इससे ज्यादा लोग अक्षमता और अनेक धीमी बीमारियों के शिकार बने।

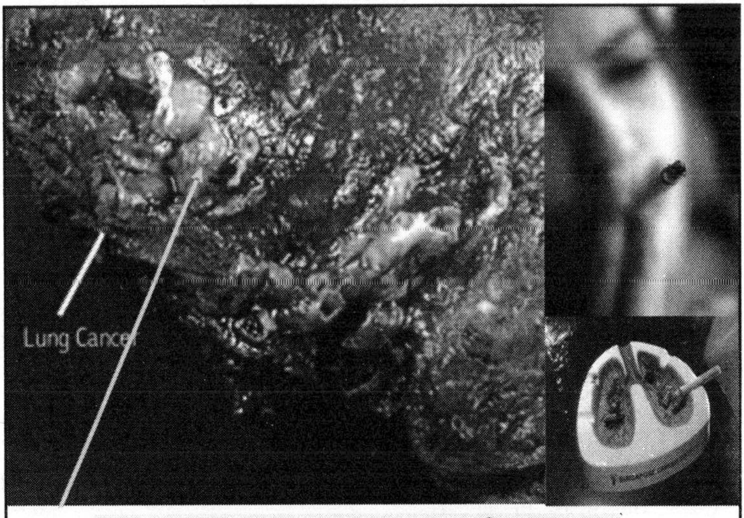

धूम्रपान के कारण हुआ फेफड़ों का कैंसर

सिगरेट के धुएँ में 4 हजार से अधिक रासायनिक पदार्थ होते हैं। इनमें से 200 जहरीले और 60 से अधिक कैंसरजन्य होते हैं। विश्लेषण के रूप में हम कह सकते हैं कि धूम्रपान एक जानलेवा लत है।

विश्व में स्थिति

अनुसंधानों से ये तथ्य निकलकर सामने आए हैं कि धूम्रपान की लत हमारी एड़ी से लेकर चोटी तक विपरीत प्रभाव डालती है। यह हमारी रोग-प्रतिरोधक शक्ति को धीरे-धीरे क्षीण करती जाती है और एक दिन हमें नपुंसक तक बना देती है। सिगरेट की बढ़ती आदत धीरे-धीरे इतनी मजबूत हो जाती है कि यह मनुष्य और मानस के बीच प्रतिरोध की इतनी मजबूत दीवार खड़ी कर देती है कि वह इसकी बुराइयों पर चाहकर भी ध्यान नहीं दे पाता।

पीनेवाला इस भ्रम में जीने लगता है कि यह किसी हद तक उसे राहत देती है। इसे छोड़ने के लिए अभी काफी वक्त है। यह हमें बीमार नहीं बना सकती। लेकिन धीरे-धीरे भ्रम की यह दीवार भरभराने लगती है और हम बुरी तरह धूम्रपान की गिरफ्त में जकड़ जाते हैं। और यही वह वक्त होता है, जब हर धूम्रपानकर्ता सोचने लगता है कि वह कैसे इस बुरी लत से छुटकारा पाए?

इतना समझ लें कि अब तक जिसे आप अपना सबसे अच्छा दोस्त समझते थे, वास्तव में वह आपका पक्का दुश्मन, आपका हत्यारा है। यही वक्त है कि आप इसे अपने से दूर कर दें, इससे कुट्टी कर लें। इसने दुनिया में अब तक लाखों-लाख लोगों को अपना शिकार बनाया है। आप इसका शिकार बनने से बचें।

आइए, देखें कि धूम्रपान ने दुनिया में कितना कहर मचा रखा है–

- दुनिया भर में प्रति मिनट 1 करोड़ सिगरेटें खरीदी जाती हैं; 1,500 करोड़ प्रतिदिन बेची जाती हैं और एक वर्ष में यह आँकड़ा 5 लाख करोड़ तक पहुँच जाता है।
- चीन में 30 करोड़ से अधिक लोग सिगरेट पीते हैं, जो प्रति मिनट 30 लाख और प्रति वर्ष 1.75 लाख करोड़ सिगरेटें पी जाते हैं।
- एक मोटे अनुमान के अनुसार, दुनिया भर में 110 करोड़ लोग धूम्रपान करते हैं और रुझान ऐसा ही रहा तो वर्ष 2025 तक यह संख्या बढ़कर 160 करोड़ हो जाएगी।
- 5 लाख करोड़ सिगरेटों के फिल्टर का वजन लगभग 80 करोड़ कि.

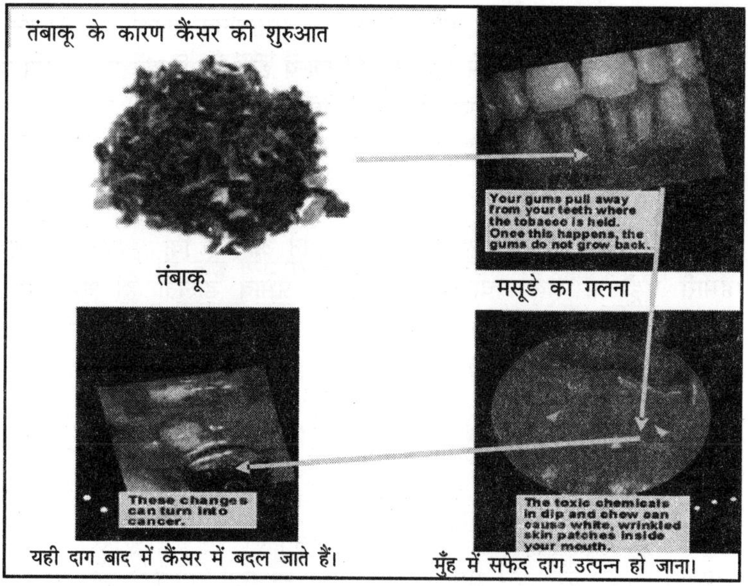

ग्रा. होता है। ये सिगरेटें और इनके फिल्टर प्रति वर्ष लाखों टन विषैला कचरा और विषैले रसायन पर्यावरण में घोल देते हैं।

- सिगरेट का फिल्टर सफेद रुई की तरह दिखाई देता है, लेकिन यह सैल्युलस एसिटेट नामक प्लास्टिक के बेहद महीन रेशों से बनाया जाता है। सिगरेट का एक फिल्टर अपघटन में 18 महीनों से 10 वर्ष तक ले सकता है।
- जटिल रूप से तैयार एक सिगरेट में 8 या 9 मि.ग्रा. तक निकोटिन होता है, जो सिगार में बढ़कर 100 से 400 मि.ग्रा. तक हो सकता है।
- चार या पाँच सिगरेटों में इतना निकोटिन होता है कि यदि उसे किसी वयस्क व्यक्ति के शरीर में इंजेक्ट कर दिया जाए तो उसकी मृत्यु हो सकती है। अधिकतर धूम्रपानकर्ता प्रति सिगरेट 1 या 2 मि.ग्रा. निकोटिन ग्रहण करते हैं, बाकी जलकर पर्यावरण में घुल-मिल जाता है।
- अधिक सिगरेट पीने से उलटी भी हो सकती है।
- बेंजीन से ल्यूकेमिया (श्वेत रक्तकणों में वृद्धि) हो जाती है और सिगरेट का धुआँ बेंजीन का एक बड़ा स्रोत है।
- लेड (सीसा) और पोलोनियम जैसे रेडियोधर्मी तत्त्व थोड़ी मात्रा में

सिगरेट के धुएँ में पाए जाते हैं।

- दूसरे विश्व युद्ध के दौरान हाइड्रोजन सायनाइड गैस का नर-संहार के लिए रासायनिक एजेंट के रूप में प्रयोग किया गया था। इसने सैकड़ों जानें ले ली थीं। यह गैस सिगरेट में एक विषैले सह-उत्पाद के रूप में मौजूद होती है।
- सेकंड हैंड स्मोकिंग में 50 से अधिक कैंसर के कारक रासायनिक पदार्थ होते हैं। इनमें से 11 तीव्र कैंसरजन्य होते हैं।
- दुनिया भर में 13 से 15 वर्ष के प्रति पाँच किशोरों में से एक किशोर सिगरेट पीता है।
- किशोर प्रतिदिन 80 हजार से 1 लाख सिगरेटें पी जाते हैं।
- अनुमान है कि 20वीं सदी में लगभग 10 करोड़ लोग तंबाकू उत्पादों के सेवन के चलते मौत का निवाला बने। इस प्रकार, तंबाकू हमें गुलामी का जीवन, दीर्घकालिक रोग और अंत में मौत की सौगात देता है। जरा सोचिए, इस सौगात का हम भारी दाम चुकाते हैं। बेहद दुःखद, लेकिन हकीकत है।

विश्व स्वास्थ्य संगठन के आँकड़े

विश्व स्वास्थ्य संगठन (डब्ल्यू.एच.ओ.) के फरवरी 2006 में आयोजित तंबाकू नियंत्रण सम्मेलन में जारी आँकड़े चौंकानेवाले हैं। आइए, इन पर भी एक नजर डालते हैं–

- तंबाकू दुनिया भर में मौत का एक ऐसा कारण है, जिसे रोका जा सकता है। यह हमारे हाथ में है।
- तंबाकू एक ऐसा उपभोक्ता उत्पाद है, जिसे निर्माता बनाते हैं और उपभोक्ता खाकर मरते हैं।
- तंबाकू से प्रति वर्ष लगभग 50 लाख लोग मरते हैं। दूसरे शब्दों में कहें तो इससे हर साढ़े छह सेकंड में एक मौत होती है।
- यदि यही रुझान जारी रहा तो वर्ष 2020 तक इससे प्रतिवर्ष 1 करोड़ लोग मरेंगे, यानी हर सवा तीन सेकंड में एक मृत्यु।
- दुनिया भर में 29 फीसदी लोग धूम्रपान करते हैं। इनमें लगभग 48 फीसदी पुरुष और 11 फीसदी महिलाएँ शामिल हैं।
- जो लोग तंबाकू का नियमित सेवन करते हैं, उनमें से आधे असमय

मृत्यु के शिकार हो जाते हैं—यानी हर दो में से एक व्यक्ति।

- आज दुनिया भर में 130 करोड़ लोग धूम्रपान करते हैं। इनमें से लगभग 65 करोड़ लोग धीरे-धीरे मौत की ओर बढ़ रहे हैं। इनमें से 32.5 करोड़ लोग 35 से 60 वर्ष की आयु के हैं।
- विश्व के 84 फीसदी धूम्रपानकर्ता या 90 करोड़ लोग विकासशील और संक्रमणशील अर्थव्यवस्थावाले देशों में रहते हैं।
- वर्ष 2030 तक तंबाकू से होनेवाली 70 फीसदी मौतें विकासशील देशों में होंगी।
- 20वीं सदी में तंबाकू उत्पादों ने 10 करोड़ लोगों की बलि ले ली थी। यदि यही रुझान जारी रहा तो 21वीं सदी में यह संख्या दस गुना बढ़कर 100 करोड़ हो जाएगी।

सबसे अधिक सिगरेट कौन पीता है?

'विकिपीडिया' के अनुसार, यूनानियों में धूम्रपान की आदत सबसे अधिक है। वर्ष 2007 के सर्वेक्षणों के अनुसार, एक यूनानी व्यक्ति साल भर में लगभग 3,000 सिगरेटें पीता है।

जैसा कि आपने पीछे पढ़ा है, तंबाकू के धुएँ में 4,000 से अधिक

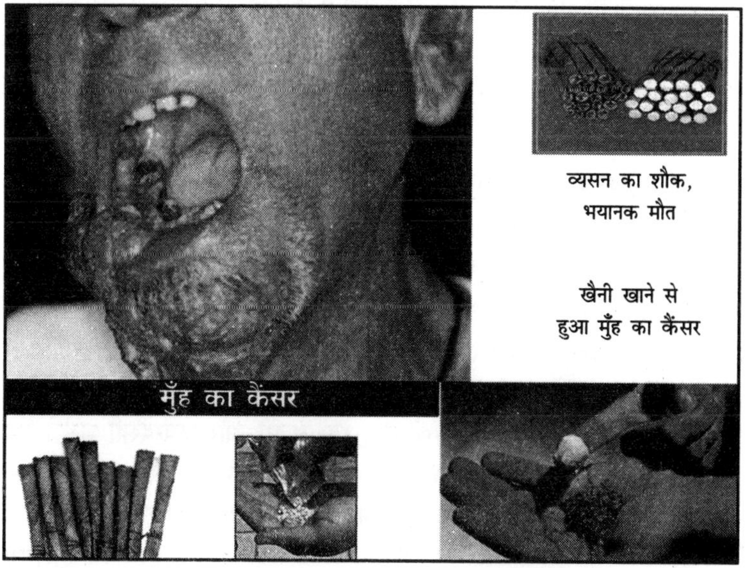

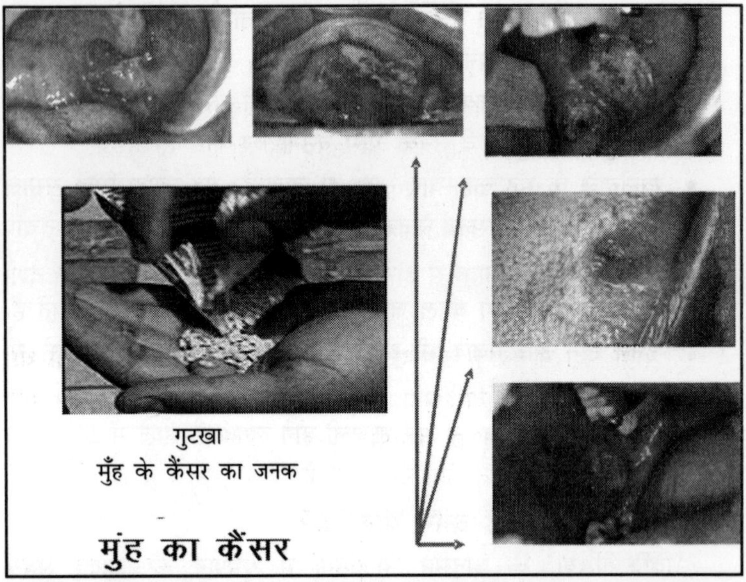

गुटखा
मुँह के कैंसर का जनक

मुंह का कैंसर

रसायन होते हैं। इनमें से बहुत से बेहद घातक होते हैं। इनमें शामिल हैं–टार, निकोटिन, कार्बन मोनोऑक्साइड, बेंजीन, फार्मेलिडहाइड और हाइड्रोजन सायनाइड। इनमें 50 से अधिक रसायन कैंसरजन्य होते हैं। निकोटिन एक ऐसी तेज लत है, जो धूम्रपानकर्ताओं को बुरी तरह अपनी गिरफ्त में ले लेती है। विशेषज्ञ कहते हैं कि निकोटिन अल्कोहल, कोकीन और हेरोइन से भी ज्यादा घातक है; क्योंकि इसे खुल्लम-खुल्ला, धड़ल्ले से इस्तेमाल किया जाता है।

चबाकर खाया जानेवाला तंबाकू

चबाकर खाया जानेवाला तंबाकू भी समान रूप से घातक है। इसमें भी घातक रसायन निकोटिन मौजूद होता है, जिसे लोग जान-बूझकर गले लगाते हैं। इस तंबाकू के अनगिनत दुष्प्रभाव होते हैं, जो व्यक्ति के भीतरी अंगों को भी विकृत कर सकते हैं। कुछ दुष्प्रभाव ये हैं–

- धूम्रपान-रहित तंबाकू में बीड़ी-सिगरेटों के अलावा कुछ और तत्त्व शामिल होते हैं। ये हैं–कंकड़, रेत, बजरी और जबरदस्ती घुसेड़े गए रसायन। ये सभी आपके दाँतों की बनावट को बुरी तरह क्षतिग्रस्त कर देते हैं। फलतः दाँतों में सड़न बढ़ती है और वे गलने शुरू हो जाते हैं।

दाँतों पर मसूड़ों की पकड़ ढीली पड़ने लगती है। मसूड़े फैल जाते हैं, जिनमें कीटाणु अपना घर बना लेते हैं।

- तंबाकू की दुर्गंध व्यक्ति के मुँह में स्थायी बसेरा कर लेती है। जो तंबाकू नहीं खाते, वे उनके पास बैठना बंद कर देते हैं।
- खानेवाले के मुँह का स्वाद खत्म हो जाता है। वह ज्यादा मिर्च-मसाले खाने लगता है, जिसका घातक असर यह पड़ता है कि उसका रक्तचाप गड़बड़ा जाता है।
- उसके होंठों का रंग बदल जाता है। होंठ जगह-जगह से फट जाते हैं। उनमें खून और मवाद भी आ सकता है। वह होंठों के कैंसर से भी ग्रस्त हो सकता है।
- उसकी जुबान में जलन और खुजली होने लगती है। गले में सूजन और पकने की शिकायत बार-बार होती है।
- उसकी जुबान और जबड़े सख्त हो जाते हैं। बोलने में कठिनाई होने लगती है।
- तंबाकू से गले, जुबान, मुँह, गाल, फेफड़ों और पेट का कैंसर हो सकता है।
- आधा घंटा तंबाकू चबाकर व्यक्ति चार सिगरेट के बराबर निकोटिन उदरस्थ कर लेता है।
- चबाकर खाए जानेवाले तंबाकू में 25 से ज्यादा कैंसरजन्य घटक होते हैं।
- 91 फीसदी मुँह और गले के कैंसर चबाकर खाए जानेवाले तंबाकू के कारण होते हैं।
- गले में कुछ अटका-सा प्रतीत होने लगता है। गटकने में परेशानी होने लगती है।
- तंबाकू खानेवालों में दिल से जुड़ी बीमारियों का खतरा कई गुना बढ़ जाता है।
- निकोटिन विष रक्तवाहिका धमनियों को सिकोड़ या सँकरा कर देता है, रक्तचाप बढ़ाता है और रक्त में ऑक्सीजन की मात्रा को घटा देता है, जिसका सीधा दुष्प्रभाव हृदय पर पड़ता है और दिल से जुड़ी बीमारियों का जोखिम बढ़ जाता है।

□

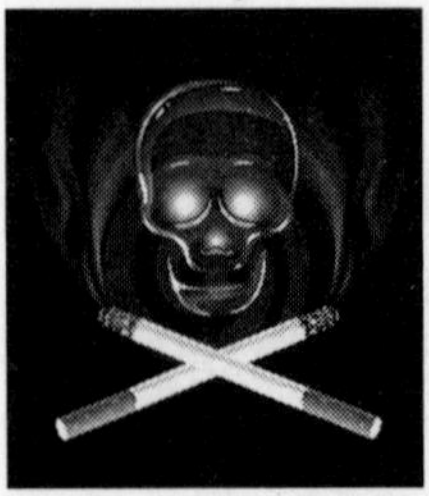

2

तंबाकू के दुष्प्रभाव

तंबाकू के दुष्प्रभावों से आज सारी दुनिया भली-भाँति परिचित है। जैसा कि हमने आरंभ में ही बताया है कि तंबाकू ऐसा उत्पाद है, जिसे हम पैसे देकर खरीदते हैं और विभिन्न घातक व सड़ी-गली बीमारियों को गले लगाते हैं, यहाँ तक कि मृत्यु के कगार पर पहुँच जाते हैं।

तंबाकू से होनेवाली बीमारियों की सूची बहुत लंबी है। जैसा कि हम जानते हैं, तंबाकू में 4,000 से अधिक घातक रसायन होते हैं, जिनमें से दर्जनों विषैले होते हैं। इसी प्रकार तंबाकू हजारों प्रकार की बीमारियाँ लगाता है, जिनमें से दर्जनों मृत्युकारक होती हैं।

भारत में तंबाकू को चबाकर, पीकर और सूँघकर इस्तेमाल किया जाता है।

धुआँ-रहित तंबाकू

- पान मसाला
- तंबाकूवाला पान
- तंबाकू, सुपारी और बुझे हुए चूने का मिश्रण
- मैनपुरी तंबाकू
- मावा
- खैनी (तंबाकू और बुझा हुआ चूना)
- चबाकर खाई जानेवाली तंबाकू

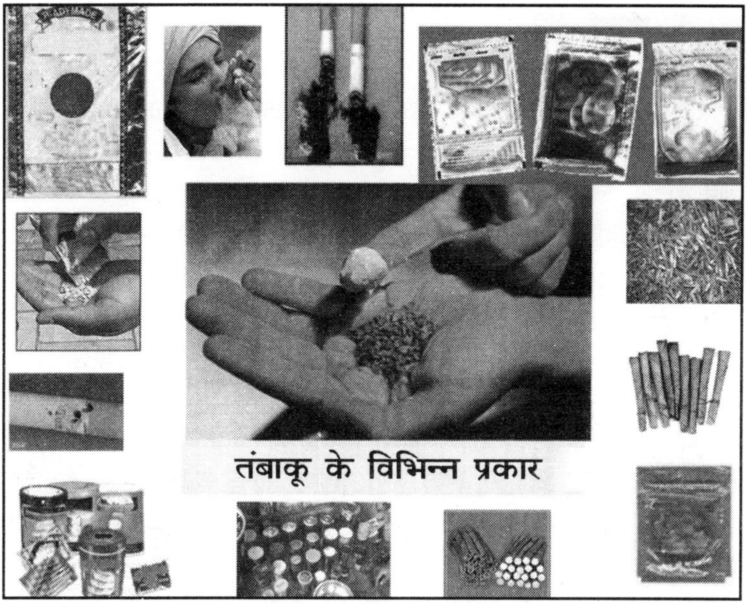

तंबाकू के विभिन्न प्रकार

- सनस
- मिश्री
- गुल
- बज्जर
- गुढ़कू
- क्रीमदार तंबाकू पाउडर।

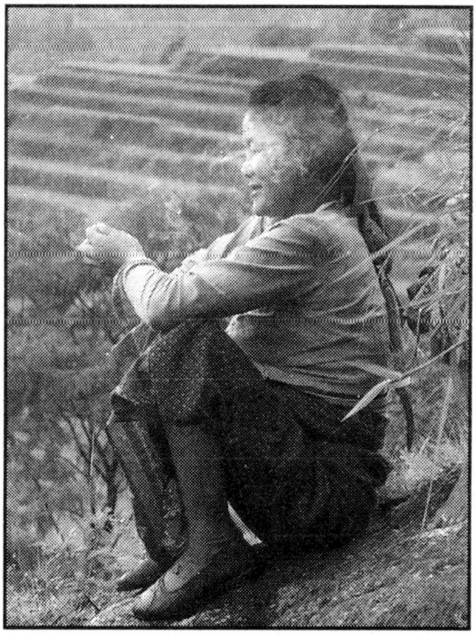

धुएँवाली तंबाकू

- सिगरेट
- सिगार
- चुट्टा
- चुट्टे को उलटा पीना
- चैरट
- धुमटी
- धुमटी को उलटा पीना
- हुकली

- चिलम
- हुक्का

तंबाकू कई तरह के कैंसर का कारक है। भारत में तंबाकू से होनेवाले कैंसर से हर साल 8 से 9 लाख लोग असमय मौत के शिकार हो जाते हैं।

तंबाकू से होनेवाले कैंसर

तंबाकू या धूम्रपान से होनेवाले घातक कैंसर हैं–

- फेफड़ों का कैंसर
- मुँह का कैंसर
- गले का कैंसर
- श्वास नली का कैंसर
- कैंसर घुटकी
- पेट का कैंसर
- गुरदों का कैंसर
- मूत्राशय का कैंसर
- अग्न्याशय का कैंसर
- यकृत का कैंसर
- लिंग का कैंसर
- गुदा कैंसर
- प्रोस्टेट कैंसर

तंबाकू से होनेवाले हृदय रोग

- हार्ट अटैक
- कोरोनरी हृदय रोग
- छाती में दर्द
- छाती में जकड़न
- सडन कॉर्डिएक डेथ
- स्ट्रोक
- एनजाइना
- एनजाइना पेक्टोरिस

अन्य रोग

- पैरों में गैंगरीन
- ब्रेन अटैक
- ल्यूकेमिया
- वात स्फीति
- क्रॉनिक ब्रोंकाइटिक
- दमा
- अस्थमा
- निमोनिया
- मसूड़ों की बीमारी
- उच्च रक्तचाप
- त्वचा की बीमारियाँ
- त्वचा में सिकुड़न
- अवसाद
- भूख न लगना
- नपुंसकता
- उर्वरता हानि
- ऑस्टियोपोरोसिस (महिलाओं में)
- पक्षाघात
- दाँत झड़ जाना
- बोलने में कठिनाई
- मुख विकृति
- मुँह से दुर्गंध
- जबड़ों में जकड़न
- महिलाओं में रजोनिवृत्ति जल्दी होना
- मासिक धर्म का गड़बड़ा जाना
- शारीरिक ऊर्जा में कमी

• निस्तेजता

जो महिलाएँ नियमित गर्भ-निरोधक गोलियाँ खाती हैं और धूम्रपान करती हैं, उनमें हृदयाघात का खतरा काफी बढ़ जाता है।

गर्भवती महिलाओं पर दुष्प्रभाव

धूम्रपान करनेवाली गर्भवती महिलाओं के गर्भ गिरने की आशंका काफी बढ़ जाती है। उनका शिशु कम वजनी हो सकता है या शिशु का संपूर्ण विकास नहीं हो पाता अथवा शिशु की एकाएक मौत भी हो सकती है।

- तंबाकू या धूम्रपान की आदत के कारण एकाएक रक्तचाप बढ़ जाता है, जिससे हृदय तक रक्त का संचार अपेक्षाकृत कम हो जाता है, जो हृदयाघात सहित कई हृदय रोगों को जन्म देता है।
- धूम्रपान से पैरों तक रक्त-प्रवाह ठीक से नहीं हो पाता, जिससे पैरों में गैंगरीन होने का खतरा बढ़ जाता है और पैर कटवाने तक की नौबत आ जाती है।
- तंबाकू से शरीर में फैली धमनियाँ (arteries) बुरी तरह क्षतिग्रस्त हो जाती हैं।
- सेकंड हैंड स्मोकिंग से बच्चे और परिवार के अन्य सदस्य भी कई गंभीर रोगों के शिकार बन जाते हैं।
- धूम्रपान न करनेवाला व्यक्ति किसी ऐसे व्यक्ति के साथ रहता है, जो प्रतिदिन दो पैकेट सिगरेट पीता है तो वह भी प्रतिदिन तीन सिगरेटों के जितना निकोटिन सामान्य रूप से उदरस्थ कर लेता है।
- मधुमेह रोगी, जो तंबाकू या धूम्रपान का अभ्यस्त हो, अपने लिए खतरा और बढ़ा लेता है।
- रक्त में मौजूद उपयोगी एवं आवश्यक कोलेस्टरॉल को तंबाकू खतरनाक स्तर तक कम कर देता है, जिससे जीवन के लिए खतरा बढ़ जाता है।

भारत में तंबाकू के दुष्प्रभाव

- तंबाकू के कारण भारत में सबसे अधिक मुँह के कैंसर के मामले सामने आते हैं।

- तंबाकू के कारण 56.4 फीसदी पुरुषों में और 44.9 फीसदी महिलाओं में कैंसर होता है।
- तंबाकू के कारण 90 फीसदी से ज्यादा फेफड़ों के कैंसर और फेफड़ों से जुड़ी बीमारियाँ होती हैं।
- भारत में होनेवाले फेफड़ों से जुड़े रोगों में से 82 फीसदी क्रॉनिक लंग डिजीज धूम्रपान के कारण होते हैं।
- तंबाकू अप्रत्यक्ष रूप से फेफड़ों की टी.बी. का कारण बनता है। धूम्रपान करनेवालों में टी.बी. का खतरा तीन गुना तक बढ़ जाता है।
- तंबाकू/धूम्रपान से देश में हर 6 से 8 सेकंड में एक मौत होती है।

तंबाकू का इस्तेमाल छोड़ देने पर एक किशोर धूम्रपानकर्ता अपने जीवन के 20 वर्ष बढ़ा सकता है। जो लोग किशोरावस्था से धूम्रपान आरंभ कर देते हैं, उनमें से एक–चौथाई–यानी प्रति चार में से एक–मध्य आयु में ही मौत के शिकार बनते हैं। बाकी तरह–तरह के 'तंबाकुई रोगों' से जूझते हैं।

हाल के अध्ययनों से ज्ञात हुआ है कि अन्य देशों की तुलना में तंबाकू से जुड़ी मौतें भारत में तेजी से बढ़ रही हैं।

बच्चों पर धूम्रपान के दुष्प्रभाव

तंबाकू के धुएँ से पर्यावरण पर पड़नेवाले दुष्प्रभाव आज वैज्ञानिक रूप से भलीभाँति प्रमाणित हो चुके हैं। बच्चों के नासछिद्र बहुत संवेदनशील होते हैं, इसलिए सेकंड हैंड स्मोकिंग का उन पर विपरीत दुष्प्रभाव पड़ता है।

- सेकंड हैंड स्मोकिंग के दुष्प्रभाव के कारण उत्पन्न दमा या श्वास रोग के कारण बच्चों को कई बार स्कूल से छुट्टी करनी पड़ती है।
- यदि घर में बीड़ी–सिगरेट पीनेवाले या तंबाकू चबानेवाले हों तो बच्चों पर और भी ज्यादा विपरीत प्रभाव पड़ता है। उन्हें श्वास संक्रमण हो सकता है और अस्पताल में भरती कराने की नौबत आ सकती है।
- माता–पिता दोनों धूम्रपान करते हों तो बच्चे तीव्र गति से श्वास रोग से पीड़ित हो सकते हैं। यहीं से अनेक बच्चों में तंबाकू के सेवन की आदत पड़ती है। पहले वे इसे प्रयोग के रूप में लेते हैं और फिर यह आदत बन जाती है।

जिन किशोर–किशोरियों के माता–पिता तंबाकू और धूम्रपान के आदी

हों, वे निकोटिन की लत को अपने बच्चों को विरासत में देते हैं। जिन परिवारों में सामाजिक और सांस्कृतिक उत्सवों के दौरान सिगरेटें सामूहिक रूप से पी जाती हैं, वहाँ प्राय: ज्यादातर किशोर भविष्य के धूम्रपानकर्ता होते हैं। किशोर इन अवसरों पर धूम्रपान का खुला प्रयोग देखते हैं तो वे इसके दुष्प्रभावों को अनदेखा कर देते हैं और प्रयोग को आदत बना लेते हैं।

आप अपने बच्चों के आदर्श होते हैं, रोल मॉडल होते हैं; बहुधा बच्चा आप ही का अनुसरण करता है। अत: विरासत में धूम्रपान नहीं, अच्छे संस्कार सौंपें।

विश्व स्वास्थ्य संगठन का दृष्टिकोण

विश्व स्वास्थ्य संगठन (WHO) ने तंबाकू और धूम्रपान के मानव शरीर पर पड़नेवाले दुष्प्रभावों पर एक रिपोर्ट जारी की है। उसके अनुसार, तंबाकू के तात्कालिक दुष्प्रभाव हैं–

- किशोरों पर निकोटिन के दुष्प्रभाव के कारण उनके फेफड़ों की स्वाभाविक विकास-प्रक्रिया बाधित हो जाती है। धूम्रपान के कारण फेफड़ों का विकास अवरुद्ध हो जाता है।
- धूम्रपान से किशोरों का शारीरिक विकास तो अवरुद्ध होता ही है, उनकी कार्य-कुशलता भी घट जाती है।
- वयस्क धूम्रपानकर्ता के दिल की धड़कनें (हार्ट बीट्स) गैर-धूम्रपानकर्ता की तुलना में प्रति मिनट 2-3 धड़कनें अधिक होती हैं।
- छोटी उम्र से ही धूम्रपान की आदत से फेफड़ों के कैंसर का खतरा काफी बढ़ जाता है। नियमित धूम्रपान से यह खतरा लगातार बढ़ता रहता है।
- किशोर धूम्रपानकर्ता की साँसें छोटी हो जाती हैं, यानी वह एक स्वस्थ किशोर की अपेक्षा तेजी से साँसें लेने लगता है। उसकी बलगम की शिकायत भी बढ़ जाती है।
- धूम्रपान के आदी किशोर भावनात्मक और मनोवैज्ञानिक रूप से स्वयं को काफी असुरक्षित महसूस करने लगते हैं।
- धूम्रपानकर्ता किशोर-किशोरियों के अन्य नशों की ओर आकृष्ट होने के खतरे भी बढ़ जाते हैं।

- तंबाकू के नशे से व्यवहार में उग्रता आती है और नशाकर्ता झगड़ालू प्रवृत्ति का हो जाता है। वह असुरक्षित यौन की ओर भी उन्मुख हो जाता है।

इन तात्कालिक दुष्प्रभावों के अलावा दीर्घकालिक दुष्प्रभाव वही हैं, जिनका वर्णन हम पीछे कर चुके हैं।

□

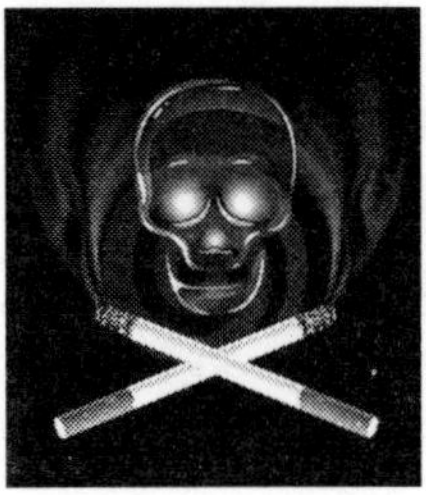

3

तंबाकू में मौजूद हानिकारक पदार्थ

जैसा कि आप जानते हैं, तंबाकू विष में बुझा एक ऐसा तीर है, जिसे हम स्वयं अपने शरीर पर चलाते हैं और तब तक चलाते रहते हैं, जब तक कि क्षत-विक्षत होकर मर नहीं जाते।

विभिन्न वैज्ञानिक खोजों से यह प्रमाणित हो चुका है कि तंबाकू को जलाने पर उससे उत्पन्न होनेवाले धुएँ में 4 हजार से ज्यादा पदार्थ और रसायन होते हैं, जो धुएँ के रूप में अति महीन कणों से मिलकर बनते हैं, जिन्हें बीड़ी, सिगरेट या तंबाकू द्वारा शरीर के भीतर खींचा जा सकता है।

इनमें से बहुत से रसायन बेहद खतरनाक होते हैं—केवल धूम्रपानकर्ताओं के लिए ही नहीं, बल्कि जो उनके नजदीक होते हैं, उन लोगों के लिए भी।

अंतरराष्ट्रीय कैंसर जाँच एजेंसी ने तंबाकू के धुएँ में 50 से अधिक कैंसरजन्य पदार्थों की पहचान की है। इनमें 11 पदार्थ प्रामाणिक रूप से मनुष्यों में कैंसर का कारण बनते हैं, 7 पदार्थ कैंसर के संभावित कारण हैं और 49 पदार्थ पशुओं में कैंसर के कारण बनते हैं; लेकिन मनुष्यों में इनकी प्रामाणिकता अभी होनी बाकी है।

तंबाकू में पाए जानेवाले अन्य पदार्थ भी निश्चित रूप से विषैले हैं। उनमें से एक भी आदमी की सेहत के लिए फायदेमंद नहीं है। विभिन्न पर्यावरण सुरक्षा एजेंसियों ने पर्यावरणीय तंबाकू धूम्र को समूह-ए कैंसरजन्य में वर्गीकृत किया है। इसका आशय यह है कि तंबाकू के धुएँ को मनुष्य

में कैंसर का कारण मानने के पर्याप्त साक्ष्य मौजूद हैं–चाहे इसे धूम्रपानकर्ता पिए या गैर-धूम्रपानकर्ता।

तंबाकू के हर प्रकार के धुएँ में विषैले, कैंसरजन्य और घातक पदार्थ मौजूद हैं। यह बड़े आश्चर्य की बात है कि सिगरेट के जिन अधजले टुकड़ों को फेंक दिया जाता है, उनमें रासायनिक यौगिकों की मात्रा कहीं अधिक घनीभूत होती है। इतना ही नहीं, इस धुएँ के कण भी ऊपरी भाग के धुएँ के कणों से ज्यादा महीन होते हैं। इस वजह से ये कण हवा में मिलकर तैरते रहते हैं और फेफड़ों में अधिक गहराई तक पहुँचकर मनुष्य के श्वसन तंत्र को अधिक-से-अधिक क्षति पहुँचा सकते हैं।

उदाहरण के लिए, सिगरेट के धुएँ में पाया जानेवाला कैडमियम एक जाना-माना फेफड़ों के कैंसर का कारक तत्त्व है। लेकिन यह सिगरेट के ऊपरी भाग के धुएँ की अपेक्षा फेंके गए अधजले टुकड़ों में छह गुना अधिक मात्रा में मौजूद होता है। इसका तात्पर्य यह हुआ कि सिगरेट पीनेवालों की तुलना में फेंके गए टुकड़ों के धुएँ को उदरस्थ करनेवालों पर दुष्प्रभाव अधिक होता है। पर्यावरणीय तंबाकू के धुएँ में मौजूद मुख्य घटक हैं–

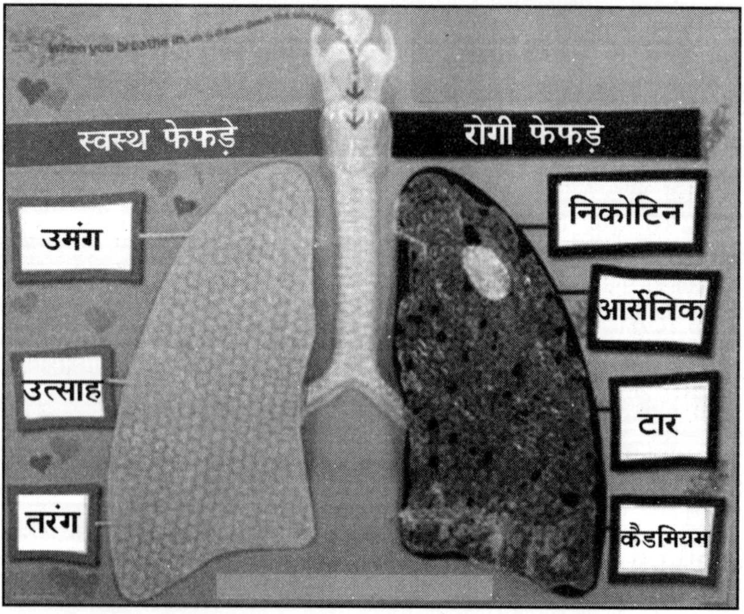

निकोटिन

कोकीन या हेरोइन की तरह एक तेज नशीली दवाई। यह आदमी के व्यवहार और मानसिकता के साथ-साथ उसके दिमाग को भी फिराकर रख देता है। इसे कीटनाशक के रूप में भी इस्तेमाल किया जाता है।

टार

एक कैंसरकारक पदार्थ, जो फेफड़ों को क्षत-विक्षत कर देता है। यह सड़क बनाने के काम आता है।

कार्बन मोनोऑक्साइड

एक बेहद जहरीली गैस, जो फेफड़ों के कार्य को सुचारु रूप से चलाने के लिए आवश्यक ऑक्सीजन गैस के कुछ भाग को हटाकर उसका स्थान ग्रहण कर लेती है। यह गैस कार से निकले धुएँ में भी पाई जाती है।

आर्सेनिक

एक बहुत घातक विष।

कैडमियम एवं निकल

बैटरियों में इस्तेमाल होता है।

विनायल क्लोराइड

विनायल उत्पाद बनाने में इस्तेमाल होता है। तात्कालिक दुष्प्रभावों के रूप में इससे जुकाम, सिरदर्द और थकान की शिकायत हो सकती है। दीर्घकालिक दुष्प्रभावों में कैंसर और लीवर की क्षति शामिल हैं।

क्रेओसोट

टार का एक घटक श्वास के साथ खींच लिये जाने पर श्वसन-तंत्र में जलन पैदा करता है।

फॉर्मल्डिहाइड

फोरेंसिक प्रयोगशालाओं में संरक्षण पदार्थ के रूप में इस्तेमाल होता है। यह मनुष्यों और पशुओं में कैंसर का कारक बनता है।

पोलोनियम 210

एक रेडियोधर्मी पदार्थ। प्रयोगशालाओं में इसके रख-रखाव का विशेष ध्यान रखना पड़ता है। अन्य बीमारियों के साथ-साथ इससे लीवर और ब्लैडर का कैंसर, पेट में फोड़े, ल्यूकेमिया आदि रोग हो सकते हैं।

अमोनिया

एक पुनजेंट रंगहीन गैस। खिड़की या शीशों आदि की साफ-सफाई के

लिए तैयार किए जानेवाले क्लीनिंग उत्पादों में इस्तेमाल होती है।

एसिटोन

नाखून पॉलिश हटानेवाला मुख्य घटक।

एक्रोलिन

एक अत्यधिक तेज विषैला पदार्थ। यह एक्रेलिक अम्ल बनाने में काम आता है। यह मनुष्य में कैंसर का संभावित कारण माना जाता है। यह फेफड़ों में जलन और एंफीसेमा का भी कारक है।

हाइड्रोजन सायनाइड

चूहानाशक तेज घातक विष। थोड़ा सा सूँघ लेने पर इससे सिरदर्द, जुकाम और कमजोरी पैदा होती है।

टोल्यूएन

पेंट, पेंट थिनर, नेल पॉलिश और एडहेसिव बनाने में इस्तेमाल होता है। इसके थोड़े-बहुत नियमित इस्तेमाल से थकान, कमजोरी, भूख में कमी, याददाश्त में कमी जैसे रोग हो जाते हैं।

कुछ अन्य घटक

- एसेटानिसेल
- एसीटिक अम्ल
- एसिटोइन
- एसिटोफेनन
- एसिटायलपायराजिन
- एकोनाइट अम्ल
- अलाइल हेक्सानोएट
- एल्मंड बिटर ऑयल
- अमोनियम बाइकार्बोनेट
- अमोनियम हाइड्रोक्साइड
- ट्रांस-एंथोल
- एनाइस
- एपल जूस कंसंट्रेट
- एस्कॉर्बिक अम्ल
- बेसिल ऑयल
- बेंजाइल अल्कोहल
- बेरगोमेट ऑयल
- बिसाबोलेन
- बोर्नेऑल
- ब्यूटाइल एसिटेट
- कैडिनेन
- कैफीन
- कैल्सियम कार्बोनेट
- कैफीन
- केप्सिकम आलेओरेसिन
- केरेमल कलर
- कारावे ऑयल
- कार्बन डाइऑक्साइड
- कैरेट ऑयल
- कारवाक्रोल

- बीसवाक्स व्हाइट
- बीट जूस कंसंट्रेट
- बेंजाल्डिहाइड
- बेंजाइक रेजिन
- बेंजॉफेनन
- साइट्रल
- साइट्रिक अम्ल
- कोकोआ
- कॉफी
- कॉर्न ऑयल
- कॉन सिल्क
- दावना ऑयल
- डेल्टा-डेकालॉक्टोन
- गामा-डेकालॉक्टोन
- डाइथाइल मेलोनेट
- डाइमिथाइल सक्सिनेट
- इथाइल अल्कोहल
- फर्नेसोल
- फेनल स्वीट ऑयल
- गेलबानुम ऑयल
- ग्लायसेरॉल
- हेप्टानाइक अम्ल
- हाइड्रोक्सीट्रोनेल
- अल्फा-आइनन
- बीटा-आइनन
- आइसोब्यूटेल एसिटेट
- आइसोब्यूटेल अल्कोहल
- आइसोब्यूट्रिक अम्ल
- लैक्टिक अम्ल
- ल्यूरिक अम्ल
- लेवेंडर ऑयल
- केसिया बार्क ऑयल
- सेडर लीफ ऑयल
- सेल्युलोज फाइबर
- सिनामेल्डिहाइड
- सिनामिक अम्ल
- लिनालूल
- लिनालूल ऑक्साइड
- मेलिक अम्ल
- मालटॉल
- मंडेरिन ऑयल
- मेनथॉल
- पेंडिमेनथॉलिन
- मिथाइल सल्फाइड
- माइरिस्टाल्डेहाइड
- माइरिस्टिक अम्ल
- नेरॉल
- नेरॉलिडोल
- गामा-नोलालिक्टोन
- नोनानॉइक अम्ल
- ऑक्टानल
- ऑर्गिगनम ऑयल
- पालमारोसा ऑयल
- पिपरमिंट ऑयल
- फेननाथॉयल अल्कोहल
- फॉस्फोरिक अम्ल
- पिमेंटा लीफ ऑयल
- पिपरॉनेल
- पोटैशियम सोरबेट
- प्रोपिऑनिक अम्ल
- पायरिडिन
- पायरुविक अम्ल

- लेमनग्रास ऑयल
- लेव्युनिक अम्ल
- रम ईथर
- स्कोटोले
- सोडियम एसिटेट
- सोडियम बाइकार्बोनेट
- सोलानन
- स्पीयरमिंट ऑयल
- टेनिक अम्ल
- टार्टरिक अम्ल
- टर्पिनोलेन
- थायमिन हाइड्रोक्लोराइड
- थाइजोल
- थाइम ऑयल
- रोहडिनॉल
- रम
- अंडाकेनेल
- यूरिया
- वेलेंसीन
- वेलेराल्डिहाइड
- वेलेरिक अम्ल
- गामा-वेलेरोलेक्टॉन
- वेलाइन
- वेनिलिन
- वेराट्राल्डिहाइड
- वेटिवर ऑयल
- बिनिगर
- वाइन

□

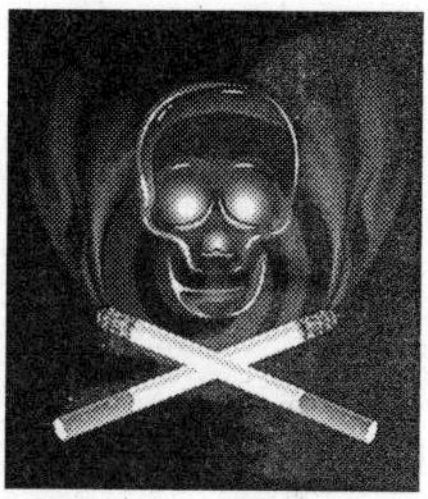

4

तंबाकू कंपनियों के विज्ञापनों का भ्रमजाल

'विज्ञापन व्यापार का साधन है', यह कथन तंबाकू, सिगरेट और अन्य तंबाकू उत्पादों पर सौ फीसदी खरा उतरता है। तंबाकू उत्पाद बेचने के लिए वे ऐसे-ऐसे शब्दों का जाल बुनते हैं कि उपभोक्ता बेचारा उनकी ओर आकर्षित होता है और ऐसे फँसता है कि चाहकर भी उससे बाहर नहीं निकल पाता। यही कारण है कि ये जहर बुझे तंबाकू उत्पाद 2,500 भारतीयों को प्रतिदिन अपना शिकार बना रहे हैं। इन 2,500 ग्राहकों की क्षतिपूर्ति के लिए ये कंपनियाँ विज्ञापनों का पासा फेंकती हैं और नए ग्राहक, खासकर किशोरों, युवा और महिलाओं को अपना 'सॉफ्ट टारगेट' बनाती हैं।

तंबाकू कंपनियाँ नए ग्राहक बनाने के लिए विज्ञापनों, प्रायोजित कार्यक्रमों और प्रचार गतिविधियों पर करोड़ों रुपए खर्च करती हैं। दुनिया में सिगरेटों का बाजार बहुत बड़ा है; लेकिन इसे तमाम कानूनी अड़चनों का सामना करना पड़ता है, खासकर विकसित देशों में इसके विरोधी भी बड़ी संख्या में मौजूद हैं। इसलिए तंबाकू कंपनियों का सारा ध्यान विकासशील देशों पर केंद्रित है, जहाँ वे लापरवाह सरकार और कमजोर तंत्र का लाभ उठाकर चालाकी से अधिक आक्रामक विज्ञापन कर रही हैं। इनका केवल एक ही मकसद है—झूठे और खोखले दावों एवं वादों से अति संवेदनशील युवा, अशिक्षितों और गरीबों को तंबाकू उत्पादों—सिगरेट, गुटखा आदि की ओर आकर्षित करना और धन कमाना।

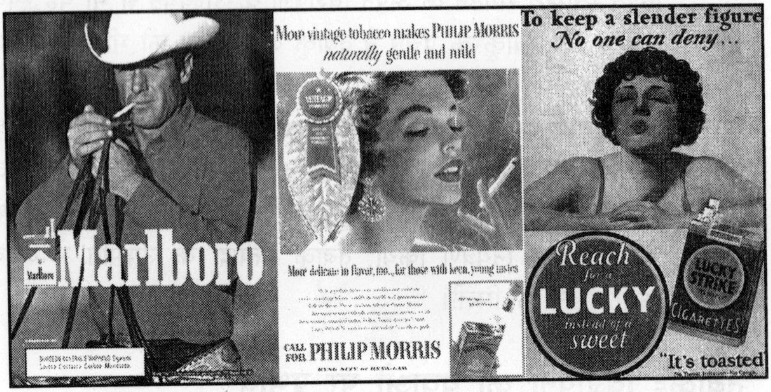

- बड़ी सिगरेट कंपनियाँ अकेले ही प्रतिवर्ष लगभग 1,300 करोड़ रुपए (या प्रतिदिन लगभग 360 लाख रुपए) विज्ञापन पर खर्च कर रही हैं और उनकी कई प्रचार गतिविधियाँ सीधे-सीधे किशोरों तक पहुँच रही हैं।
- सन् 1998 से 2005 आते-आते विज्ञापन पर होनेवाला खर्च लाखों से बढ़कर करोड़ों और अरबों तक पहुँच गया है। इसी अनुपात में तंबाकू कंपनियों का मुनाफा भी बढ़ा है।
- सिगरेटों की गिरती बिक्री को देखकर कंपनियाँ कई बार 'एक खरीदें, एक मुफ्त पाएँ' जैसी स्कीमें चलाती हैं।

तंबाकू समर्थक हालाँकि यह दावा करते हैं कि विज्ञापन से तंबाकू की कुल बिक्री पर कोई फर्क नहीं पड़ता, बल्कि किसी खास ब्रांड को बाजार में बनाए रखने के लिए वे वैसा करते हैं।

इन तर्कों को पचा पाना सरल नहीं है। अध्ययन बताते हैं कि विज्ञापन किशोरों को अपनी ओर आकर्षित करते रहे हैं और वहीं इन पर अंकुश लगने पर धूम्रपान की आदतों में कमी देखने को मिली है।

तंबाकू के विज्ञापन एवं उपभोग पर अध्ययन

तंबाकू के विज्ञापन एवं उपभोग पर अब तक अनेक अध्ययन हुए हैं और सबने एक सुर में यह वकालत की है कि बढ़ते विज्ञापन तंबाकू उत्पादों की खपत को भी निश्चित रूप से बढ़ाते हैं। मजे की बात यह है कि इन अध्ययनों में तंबाकू कंपनियाँ भी कूदीं और जैसा कि पूर्वानुमान था, नतीजे उनके पक्ष में आए।

- विश्व स्वास्थ्य संगठन के अपने विशेषज्ञों के अध्ययन से भी यह स्पष्ट हुआ है कि तंबाकू के प्रचार ने तंबाकू के उपभोग को भी सार्थक रूप से बढ़ाया है।
- न्यूजीलैंड सरकार ने वर्ष 1970 से 1986 के दौरान 33 देशों में तंबाकू उपभोग और विज्ञापनों के बीच के संबंधों का अध्ययन किया। नतीजा यह निकला कि सरकार ने तंबाकू उत्पादों के विज्ञापन और प्रचार पर जितना ज्यादा नियंत्रण किया, तंबाकू उत्पादों के उपभोग में ज्यादा कमी देखने को मिली।

तंबाकुई विज्ञापनों का युवाओं पर प्रभाव

हाल ही के कुछ अध्ययनों व विश्लेषणों से निष्कर्ष निकला है कि केवल विज्ञापनों पर प्रतिबंध लगा देने भर से युवाओं को धूम्रपान से नहीं रोका जा सकता है, बल्कि इसके लिए एक मिली-जुली मुहिम चलानी होगी, जिसमें उन्हें तंबाकू के तात्कालिक एवं दीर्घकालिक दुष्प्रभावों आदि के बारे में जागरूक करना होगा, साथ ही शिक्षित भी करना होगा। इसके अलावा, तंबाकू उत्पादों के दाम बढ़ाकर भी धूम्रपान की लत को धीरे-धीरे कम किया जा सकता है।

तंबाकू के प्रचारात्मक रूप

प्रतिबंध से पहले तक हम अखबारों, रेडियो, टेलीविजन, पोस्टरों, परचों, कार्टूनों, कार्टून कथाओं, सिनेमा स्लाइडों आदि के माध्यम से विभिन्न तंबाकू उत्पादों के विज्ञापन देखते थे। ये सभी प्रचार-प्रसार के प्रत्यक्ष माध्यम थे, जो सीधे अपने लक्षित उपभोक्ताओं तक पहुँचते थे। आज तंबाकू कंपनियाँ अप्रत्यक्ष विज्ञापनों द्वारा अपनी पहुँच बना रही हैं; हालाँकि अप्रत्यक्ष विज्ञापन पहले भी दिए जाते थे, लेकिन तब वे आवश्यक नहीं थे; क्योंकि विज्ञापन के दूसरे साधन धड़ल्ले से कानूनन मौजूद थे। लेकिन आज स्थितियाँ बदली हैं। ज्यादातर देशों ने तंबाकू उत्पादों के सार्वजनिक विज्ञापनों पर रोक लगा दी है। इसलिए मजबूरी में बड़ी तंबाकू कंपनियाँ अप्रत्यक्ष विज्ञापन करने लगी हैं। इनमें शामिल है—खेलों और सांस्कृतिक कार्यक्रमों का प्रायोजन करना, बिक्री केंद्रों पर उत्पादों के पोस्टर लगाना, फिल्मों एवं टेलीविजन कार्यक्रमों में अपने उत्पादों को जबरदस्ती दरशाना, उत्पाद बदलकर धंधा

करना, जैसे 'मार्लबोरो सिगरेट' की जगह 'मार्लबोरो के वस्त्र'।

- इस तरह की अप्रत्यक्ष प्रचार की कला उन जगहों पर अधिक देखने को मिलती है, जहाँ प्रत्यक्ष विज्ञापन और प्रचार पर रोक लगा दी गई है।
- अध्ययन बताते हैं कि युवा इस तरह की प्रचार-गतिविधियों के प्रति ज्यादा आकर्षित होते हैं।
- तंबाकू उद्योग तंबाकू उत्पादों को उनके लिए आजादी, फैशन, ग्लैमर और मस्ती की चीज बना देता है।
- संयुक्त राज्य अमेरिका में 12 से 17 वर्ष के 81.3 फीसदी किशोर-किशोरियाँ मार्लबोरो, केमल और न्यूपोर्ट सिगरेटें सबसे अधिक पीते हैं; क्योंकि इन तीनों ब्रांडों का वहाँ सर्वाधिक विज्ञापन होता है।
- मार्लबोरो का सबसे अधिक विज्ञापन होता है। युवाओं में इसकी खपत लगभग 50 प्रतिशत है।
- उत्तर प्रदेश (भारत) में हर 10 लड़के-लड़कियों में से 8 ने सिगरेट या गुटखे का विज्ञापन, टेलीविजन या अखबारों में देखा और हर 5 विद्यार्थियों को सिगरेट कंपनियों के प्रतिनिधि मुफ्त में सिगरेट देते थे।

तंबाकू उत्पादों का विज्ञापन चाहे किसी भी रूप में हो—बच्चों, युवाओं और महिलाओं जैसे अति संवेदनशील, नाजुक और असुरक्षित वर्ग पर अकसर गहरा प्रभाव डालता है। किशोर और युवा प्रायः वयस्क, समझदार और विशिष्ट दिखने के लिए गुटखे, सिगरेट या अन्य तंबाकू उत्पादों का इस्तेमाल करते हैं।

भारत में

भारत में भी अप्रत्यक्ष विज्ञापनों की पहुँच के कारण किशोर, युवा और महिलाएँ तेजी से गुटखे, पान मसाला, तंबाकू, सिगरेट आदि तंबाकू उत्पादों की गिरफ्त में आ रहे हैं।

- यहाँ प्रतिवर्ष 55,000 किशोर तंबाकू का इस्तेमाल आरंभ कर देते हैं और 50 लाख किशोर बीड़ी-सिगरेट पीते हैं।
- फिल्मों, टेलीविजन धारावाहिकों में अभिनेता-अभिनेत्रियां आदि का

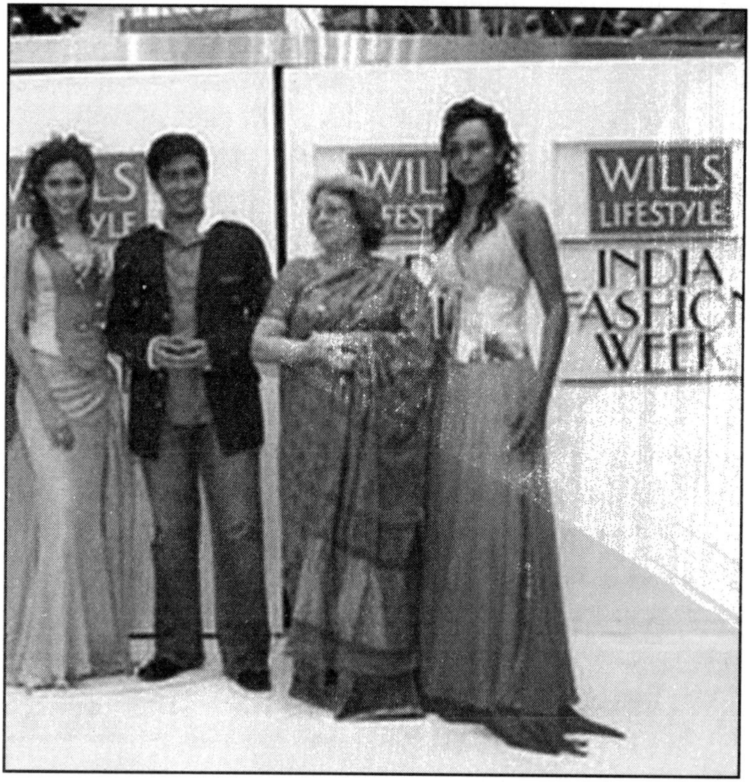

धूम्रपान करते देखकर किशोर, किशोरी और युवा खूब प्रभावित होते हैं।

सिगरेट कंपनियों ने महिलाओं को लुभाने के लिए भी कई ब्रांड बाजार में उतारे हैं। उन्हें यह कहकर प्रचारित किया जाता है कि वे खासतौर पर महिलाओं के लिए बनाए गए हैं, जिन्हें पीकर वे आधुनिकता, खुले और स्वयं निर्मित वातावरण में साँस ले सकती हैं। ऐसे कुछ ब्रांडों में 'वर्जीनिया स्लिम्स', 'केमल पिंक', 'ग्लैमर' आदि शामिल हैं।

बदलती विज्ञापन रणनीति

बहुत से देशों में तंबाकू, गुटखे और सिगरेट इत्यादि के विज्ञापनों पर प्रतिबंध के कारण टेलीविजन, रेडियो, अखबारों जैसे परंपरागत साधनों को छोड़कर तंबाकू उद्योग ने भ्रामक विज्ञापनों का सहारा ले लिया है। इससे न

केवल उसने अपने वर्तमान ग्राहकों को बनाए रखा है, बल्कि नए भी बना रहा है।

अप्रत्यक्ष विज्ञापन के रूप में तंबाकू उद्योग आज आउटडोर बैनर, विज्ञापन-पट्ट, कंपनी के नाम से नए ब्रैंड बनाकर, इंटरनेट मार्केटिंग, सोशल नेटवर्किंग साइट द्वारा, रंगीन लोगो बनाकर; संगीत, फैशन और खेल प्रतियोगिताएँ प्रायोजित करके; चाबी के छल्ले, सेलफोन कवर, टोपियाँ और टी-शर्ट पर छपाई करके; एस.एम.एस. मार्केटिंग; फिल्मों, दूरदर्शन धारावाहिकों का सहारा लेकर प्रचार-गतिविधियाँ जारी रखे हुए हैं।

भारत में प्रचार

भारत में बिक्री केंद्रों (दुकानों) को छोड़कर सभी जगह पर, सभी तरह के विज्ञापनों पर कानूनन प्रतिबंध है; लेकिन तंबाकू उद्योग इसी बात का लाभ उठाकर कानून को ठेंगा दिखाता है। बिक्री केंद्रों पर लगे विज्ञापन खरीदारों को आकर्षित करते हैं और उनका बिक्री का लक्ष्य पूरा हो जाता है। ये बिक्री केंद्र छोटी-छोटी दुकानें होती हैं, जहाँ तंबाकू उत्पादों के आकर्षक पोस्टर व विज्ञापन-पट्ट लगे होते हैं, जहाँ सभी तरह के तंबाकू उत्पाद, सिगरेटें, गुटखे इत्यादि उपलब्ध होते हैं।

उदाहरण के लिए, हमारे देश में विज्ञापनों पर प्रतिबंध के बावजूद आई.टी.सी. (इंडियन टोबैको कंपनी) अपनी सिगरेट के ब्रांड नाम 'विल्स' का लगातार प्रचार-प्रसार जारी रखे हुए है। उसने 'विल्स इंडिया फैशन वीक' जैसे आयोजन आरंभ किए हैं और नाम को जीवित रखने के लिए 'फियादा द विल्स' जैसी प्रसाधन सामग्री बाजार में उतार दी है।

वहीं कंपनियों की सामाजिक जिम्मेदारियों की आड़ लेकर सिगरेट निर्माता एक और कंपनी गॉडफ्रे फिलिप्स ने 'गॉडफ्रे फिलिप्स वीरता पुरस्कार' देने आरंभ कर दिए हैं।

वास्तविकता यह है कि तंबाकू के उत्पादन, प्रोत्साहन और प्रचार पर केवल व्यापक प्रतिबंध लगाकर ही इस व्यसन के उपभोग को कम किया जा सकता है। आंशिक प्रतिबंध से बात नहीं बनेगी।

अध्ययनों से पता चलता है कि विज्ञापनों पर व्यापक प्रतिबंध लगाकर धूम्रपान की लत में काफी कमी देखी गई है। नॉर्वे, फिनलैंड, न्यूजीलैंड, कनाडा और फ्रांस में सिगरेट के उपभोग में 5.5 से 9 प्रतिशत तक गिरावट

दर्ज की गई है। लेकिन तंबाकू उत्पादकों ने भी हार नहीं मानी है। वे विज्ञापन की नई-नई तकनीकें अपनाने लगे हैं। वे इस तरह के विज्ञापन तैयार कराते हैं, जिनमें सिगरेट, गुटखे आदि को दैनिक जीवन का एक आवश्यक हिस्सा बताया जाता है। कई विज्ञापनों में धूम्रपान को आनंद मनाने के एक स्वाभाविक उपाय के रूप में दरशाया जाता है। कई विज्ञापनों में दैनिक कामकाज और धूम्रपान को इस तरह गड्-मड्ड कर दिया जाता है कि वे एक-दूसरे के पूरक लगते हैं। तंबाकू या सिगरेट के पैकेट पर यह कभी नहीं लिखते कि 'गर्भवती महिलाएँ धूम्रपान की आदत के कारण समय से पूर्व, कम वजन के या मृत शिशु को जन्म दे सकती हैं।'

- विज्ञापन देकर कंपनियाँ ऐसा वातावरण बनाना चाहती हैं, जहाँ सिगरेट पीना सामाजिक संस्कार हो, विरासत हो। इससे जुड़ी

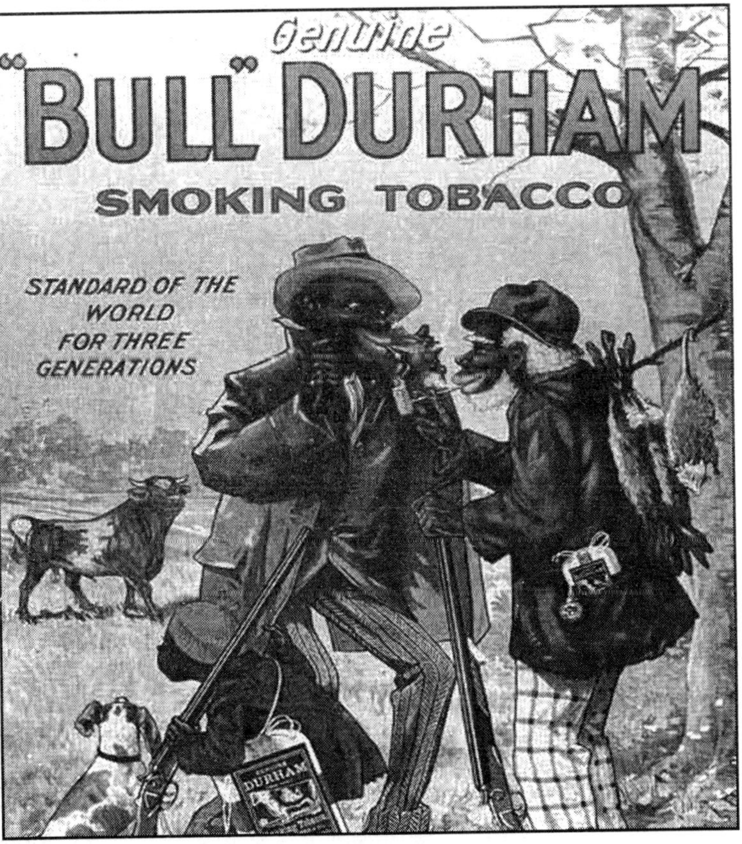

स्वास्थ्य चेतावनियाँ अनदेखी कर जाती हैं।

- 30 विकासशील देशों में हुए एक अध्ययन से पता चला कि जिन देशों में आंशिक प्रतिबंध लगा था, वहाँ तंबाकू उत्पादों के उपभोग में 13.6 फीसदी की गिरावट दर्ज की गई; वहीं जहाँ व्यापक प्रतिबंध लगा था, वहाँ यह गिरावट 23.5 फीसदी दर्ज की गई।

विज्ञापन पर नियंत्रण

अधिकतर देशों की सरकारों ने आज तंबाकू उत्पादों के डिब्बों/पैकेटों पर स्वास्थ्य चेतावनियाँ छापना अनिवार्य कर दिया है। यूरोपीय संघ एवं विश्व स्वास्थ्य संगठन, दोनों ने यह तय किया है कि तंबाकू उत्पादों के विज्ञापन रुकने चाहिए। तंबाकू नियंत्रण पर हुए सम्मेलन का निर्णय 27 फरवरी, 2005 को लागू हो गया, जिसमें सभी 168 सदस्य देश तंबाकू के विज्ञापन को प्रतिबंधित करने पर सहमत हुए।

भारत में सिगरेट और अन्य तंबाकू उत्पाद अधिनियम वर्ष 2003 में लागू हुआ। इसके सेक्शन 5 के अनुसार–

- कोई भी व्यक्ति ऐसे किसी विज्ञापन में भाग नहीं ले सकता है, जो तंबाकू उत्पादों को प्रत्यक्ष या अप्रत्यक्ष रूप से प्रोत्साहित करते हों या इस्तेमाल करने की सलाह देते हों।
- कानूनन हर तरह के विज्ञापन प्रतिबंधित हैं, चाहे वे सहायक के रूप में हों; फिल्मों, टेलीविजन कार्यक्रमों में ब्रांड नाम दिखाने के रूप में हों, विशेष प्रोत्साहन योजना के रूप में हों या प्रायोजित कार्यक्रम के रूप में।
- फिल्मों में तंबाकू उत्पादों का इस्तेमाल स्वीकृत है।

निष्कर्ष

अधिकांश अध्ययन यह प्रमाणित करते हैं कि तंबाकू के विज्ञापन तंबाकू उत्पादों का इस्तेमाल न करनेवालों को इनका इस्तेमाल करने को प्रोत्साहित करते हैं। खासकर किशोर-किशोरियों पर ये बेहद गंभीर प्रभाव छोड़ते हैं।

- तंबाकू उत्पादों पर राष्ट्रीय स्तर पर व्यापक प्रतिबंध लगाकर सिगरेट,

तंबाकू, गुटखे आदि की लत को निश्चित रूप से कम किया जा सकता है।

- जहाँ-जहाँ भी पूर्णतः विज्ञापन प्रतिबंध के साथ-साथ तंबाकू के दुष्प्रभावों के प्रति जागरूकता अभियान चलाए गए हैं, वहाँ-वहाँ तंबाकू उत्पादों के उपभोग में उल्लेखनीय कमी दर्ज की गई है। विश्व बैंक ने भी इस बात की पुष्टि की है।

यहाँ यह बात उल्लेखनीय है कि जैसे-जैसे सरकारें तंबाकू उत्पादों के विज्ञापन पर प्रतिबंध लगाती हैं, तंबाकू कंपनियाँ प्रतिबंधों के तोड़ ढूँढ़ने लग जाती हैं और अपने उत्पादों के प्रोत्साहन की नई राहें ढूँढ़ लेती हैं।

□

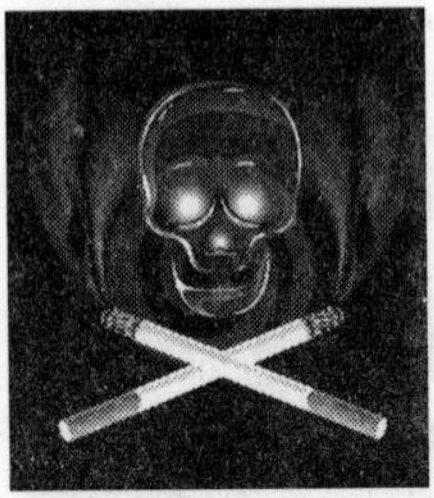

5

वैश्विक स्तर पर तंबाकू का विरोध

तंबाकू, गुटखे और बीड़ी-सिगरेट मानव समाज के लिए किसी महामारी से कम नहीं हैं। जैसा कि पिछले अध्यायों में स्पष्ट किया गया है, इससे लाखों लोग असमय मृत्यु के शिकार हो जाते हैं। इसी विभीषिका के मद्देनजर विश्व स्वास्थ्य संगठन ने लोगों को जागरूक करने के लिए अभियान चलाए। इसी क्रम में उसने 31 मई, 1988 को 'वर्ल्ड नो टोबैको डे' मनाया, जो प्रतिवर्ष 31 मई को पूरे विश्व में आयोजित होता है। इस अवसर पर तंबाकू उत्पादों के विरोधी लोगों को इनके खतरों के प्रति जागरूक करते हैं। इन आयोजनों का उद्देश्य तंबाकू उत्पादों से होनेवाली असमय मौतों को कम करना भी है।

विश्व स्वास्थ्य संगठन ने अपनी रिपोर्ट 'वैश्विक तंबाकू महामारी 2008' में कहा है कि 20वीं सदी में तंबाकू ने विश्व भर में 10 करोड़ लोगों को लील लिया था और स्थिति यही रही तो 21वीं सदी में यह 100 करोड़ लोगों को अपना शिकार बना लेगी।

देश-विदेश में तंबाकू उत्पादों की विरोधी अनेक संस्थाएँ कार्यरत हैं, जिनका मूलभूत उद्देश्य एक ही है–तंबाकू उत्पादों के खतरों से लोगों को सचेत करना।

विश्व स्वास्थ्य संगठन ने पिछले दिनों देश-विदेश के स्वास्थ्य पेशेवर संगठनों की जेनेवा (स्विट्जरलैंड) में एक बैठक आयोजित की, जिसमें

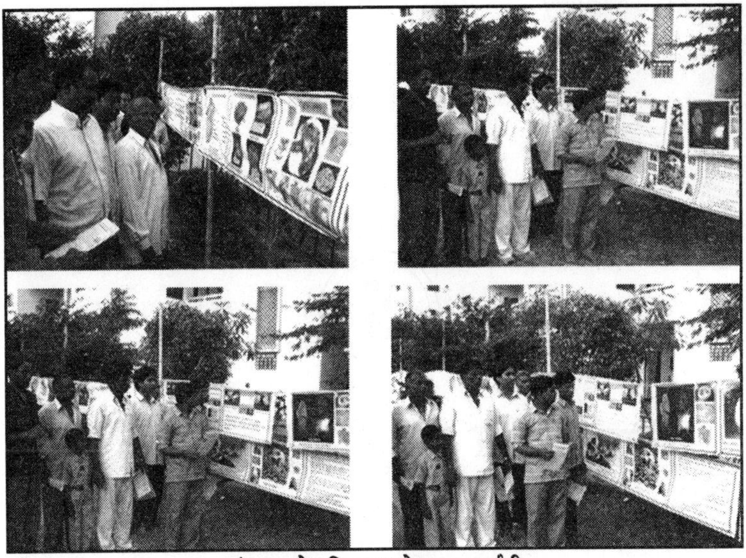

तंबाकू के विरुद्ध पोस्टर प्रदर्शनी

तंबाकू के विरोध-स्वरूप स्वास्थ्य पेशेवरों ने स्वयं के लिए ये मानदंड तय किए–

- अपने सदस्यों को तंबाकू का इस्तेमाल न करके रोल मॉडल बनने के लिए प्रेरित व प्रोत्साहित करना और तंबाकू-मुक्त संस्कृति विकसित करना।
- सदस्यों के तंबाकू उपभोग के तौर-तरीकों एवं तंबाकू नियंत्रण की आदतों का अध्ययन करना और उपयुक्त नीतियाँ बनाना।
- अपने संगठन का आधार वाक्य ही तंबाकू-मुक्ति से जोड़कर बना लेना और सदस्यों को तंबाकू से दूर रहने के लिए प्रेरित करना।
- सम्मेलन की कार्य-सूची में तंबाकू के खतरों और नियंत्रण को शामिल करना।
- सदस्यों के संपर्क में आनेवालों को तंबाकू के खतरों के प्रति सचेत करना, साक्ष्य दिखाना और इस लत से छुटकारा पाने के लिए समुचित सलाह देना।
- तंबाकू उद्योग के वित्तीय निवेश, आर्थिक सहायता या समर्थन के प्रत्यक्ष अथवा परोक्ष प्रलोभन से बचना।
- यह सुनिश्चित करना कि उनका संगठन तंबाकू उद्योग से किसी

भी तरह का संबंध न रखे।

- संगठन के परिवार में तंबाकू उत्पादों की बिक्री या प्रोत्साहन पर पूरी तरह प्रतिबंध रहे।
- तंबाकू नियंत्रण से जुड़ी गतिविधियों में सक्रिय भागीदारी।
- 'तबाकू-मुक्त सार्वजनिक स्थल' अभियान का समर्थन करना।

इस प्रकार, विश्व स्वास्थ्य संगठन समय-समय पर दुनिया भर में तंबाकू के विरुद्ध अभियान जारी रखे हुए है। हाल ही में 20 देशों के साथ उसने एक तंबाकू-विरोधी अभियान चलाया, जिसका नाम था–'तंबाकू हत्यारिन है। इसके धोखे में न फँसें।' इस अवसर पर कुछ आँकड़े भी जारी किए गए।

तंबाकू दुनिया भर में प्रतिदिन 11,000 लोगों की जान लेता है और वर्ष 2020 तक यह हर साल 1 करोड़ लोगों की बलि लेगा। इनमें से 70 फीसदी लोग विकासशील देशों के होंगे। दुनिया भर में 101 करोड़ लोग धूम्रपान करते हैं। वर्ष 2025 तक यह आँकड़ा 106 करोड़ तक पहुँच जाएगा, जबकि ऊँची आयवाले देशों में यह आँकड़ा गिरेगा; वहीं निम्न व मध्यम आयवाले देशों में यह लगातार बढ़ता जाएगा।

संयुक्त राज्य अमेरिका सहित अनेक विकसित और विकासशील देशों ने सार्वजनिक स्थानों, अस्पतालों, रेस्टोरेंटों, सरकारी दफ्तरों इत्यादि में धूम्रपान पर पूरी तरह प्रतिबंध लगा दिया है। कानून के उल्लंघनकर्ताओं पर जुरमाना भी ठोका जाता है।

सऊदी अरब, जॉर्डन, ओमान, कतर जैसे खाड़ी देशों ने भी तंबाकू के बढ़ते खतरों के विरोध-स्वरूप अनेक कड़े कदम उठाए हैं।

- अखबारों, पत्रिकाओं, रेडियो एवं टेलीविजन पर सिगरेट और तंबाकू के सभी विज्ञापन बंद कर दिए गए हैं।
- सिगरेटों में निकोटिन की मात्रा 0.6 तय कर दी गई है।
- ऑडियो-विजुअल कार्यक्रमों के जरिए लोगों को सिगरेट और तंबाकू के खतरों के प्रति सावधान किया जाता है।
- 'सेहत अल-खलीज' (द गल्फ हेल्थ) नामक पत्रिका शुरू की गई है, जिसमें सिगरेट, तंबाकू, गुटखों से होनेवाले रोगों से जुड़े लेख नियमित रूप से छपते हैं।
- तंबाकू उत्पादों का मूल्य 150 फीसदी तक बढ़ा दिया गया है

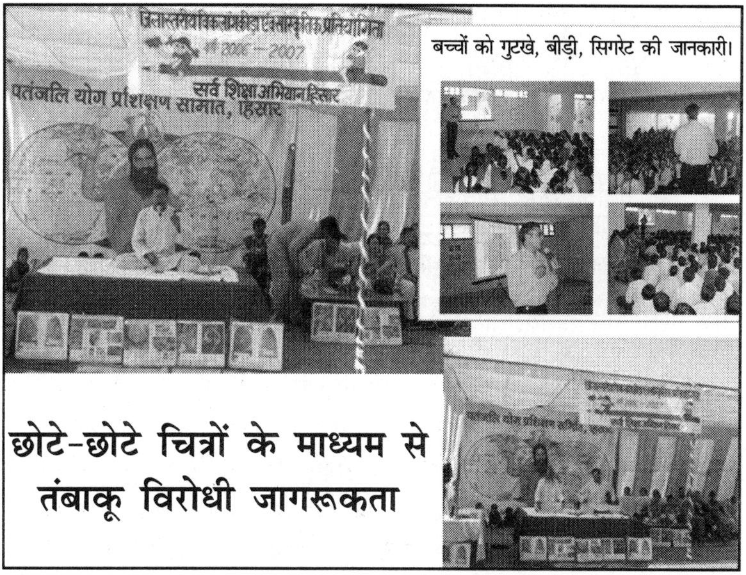

बच्चों को गुटखे, बीड़ी, सिगरेट की जानकारी।

छोटे-छोटे चित्रों के माध्यम से तंबाकू विरोधी जागरूकता

और इसमें लगातार वृद्धि की जाती है।

- तंबाकू से होनेवाली कुल आय का 5 प्रतिशत धूम्रपान की रोकथाम पर खर्च किया जाता है।
- गल्फ एयरलाइंस के भीतर-बाहर धूम्रपान और तंबाकू उत्पाद बेचना प्रतिबंधित कर दिया गया है।

भारत में 18 साल से कम उम्र का युवा तंबाकू व सिगरेट नहीं खरीद सकता। सार्वजनिक जगहों पर यहाँ धूम्रपान पर पाबंदी है। तंबाकू उत्पादों के किसी भी तरह के विज्ञापन पर प्रतिबंध है। लेकिन यहाँ तंबाकू के अन्य कई रूप मौजूद हैं; जैसे—पान मसाला, नसवार, तंबाकू का टूथपेस्ट इत्यादि।

'विश्व तंबाकू दिवस' पर प्रति वर्ष तंबाकू के विरुद्ध व्याख्यान, कैंप और रैलियों का आयोजन होता है। अखबारों व अन्य मीडिया में तंबाकू उत्पादों के विरुद्ध नियमित विज्ञापन छपते हैं। आँकड़े बताते हैं कि प्रतिवर्ष कैंसर के 8 लाख नए मामले दर्ज होते हैं, जिनमें से 3 लाख 20 हजार तंबाकू की आदतों के कारण हुए मुँह और गरदन के कैंसर होते हैं। तंबाकू से हर साल विश्व भर में लगभग 41 लाख मौतें होती हैं, जिनमें से अकेले भारत में ही 10 लाख मौतें होती हैं।

हर साल 31 मई को पोस्टरों, बैनरों, विज्ञापन पट्टों, प्रचार माध्यमों

आदि से लोगों को तंबाकू उत्पाद के खतरों से आगाह किया जाता है। विश्व स्वास्थ्य संगठन और केंद्रीय स्वास्थ्य एवं परिवार कल्याण मंत्रालय मिलकर तंबाकू तथा उभरती महामारी कैंसर के विरुद्ध देश भर में कार्यक्रम चलाते हैं।

टाटा-इंस्टीट्यूट ऑफ सोशल साइंसेज, मुंबई की गरीब बस्तियों में कार्यक्रम चलाकर तंबाकू के व्यसन से जुड़े दुष्प्रभावों के प्रति लोगों को सचेत किया जाता है। यह संस्था अनेक स्कूलों में नियमित रूप से जाती है और बच्चों को तंबाकू की बुराइयों के प्रति दृश्य-श्रव्य माध्यमों द्वारा दूर रहने के लिए प्रेरित व प्रोत्साहित करती है।

विश्व स्वास्थ्य संगठन के अनुसार, भारत में मुँह के कैंसर की दर बहुत अधिक है और यह लगातार बढ़ रही है। इसका कारण है भारतीयों में तंबाकू चबाने की सामान्य आदत का होना। मुँह का कैंसर कुल कैंसर का एक-तिहाई बैठता है और इसके 90 फीसदी रोगी तंबाकू चबानेवाले होते हैं। इनमें धनी-निर्धन, महिला-पुरुष, बूढ़े-युवा सभी शामिल हैं। आँकड़े आँखें खोलनेवाले हैं। भारत में कुल तंबाकू उपभोग का केवल 20 फीसदी सिगरेट के रूप में होता है, लगभग 40 फीसदी बीड़ी के रूप में और बाकी 40 फीसदी तंबाकू, पान मसाला, गुटखा, नसवार, मिश्री और तंबाकू के मंजन के रूप में होता है। इन उत्पादों में सड़ी हुई तंबाकू, पैराफिन, सुपारी, चूना, कत्था और 230 अन्य पदार्थ मिले होते हैं, जिनमें कई सुपरिचित कैंसरजन्य होते हैं। विश्व स्वास्थ्य संगठन का कहना है कि भारत के 65 फीसदी पुरुष किसी-न-किसी तरह के तंबाकू का सेवन करते हैं। ग्रामीण गुजरात की 15 फीसदी महिलाएँ तंबाकू खाती हैं तो आंध्र प्रदेश की 67 फीसदी महिलाएँ। कुल 3 फीसदी महिलाएँ बीड़ी-सिगरेट पीती हैं। मुंबई में 57.5 फीसदी महिलाएँ तंबाकू खाती हैं। इस आदत को सामाजिक मान्यता प्राप्त है।

एक लोकप्रिय विज्ञापन में दिखाया जाता है कि वर-वधू के माता-पिता मेहमानों का स्वागत पान मसाले से करने के लिए सहमत हो जाते हैं। जो लोग धूम्रपान नहीं करते, अज्ञानता या जागरूकता के अभाव में पान मसाले, तंबाकू, गुटखे आदि को निरापद मानते हैं। यद्यपि इन पैकेटों पर भी स्वास्थ्य संबंधी चेतावनी लिखी होती है, लेकिन चेतावनी इतने छोटे शब्दों में और उपेक्षित होती है कि उपभोक्ता उसे अनदेखा कर देता है। इसलिए बच्चे भी पान मसाला खुल्लम-खुल्ला खाते हैं और इससे उनका पहला साक्षात्कार घर

में ही हो जाता है। बड़े लोग अनजाने में जहर से बच्चों की दोस्ती करा देते हैं।

इस भ्रम को तोड़ने के लिए विभिन्न गैर-सरकारी संस्थाएँ स्कूलों में जाकर 8वीं, 9वीं और 10वीं के छात्र-छात्राओं को तंबाकू के खतरे बता रही हैं। इसी तरह वयस्कों को तंबाकू, खैनी, पान मसाले आदि धूम्र-रहित तंबाकू उत्पादों के बारे में विज्ञापनों, नुक्कड़ नाटकों और दृश्य-श्रव्य कार्यक्रमों द्वारा शिक्षित भी कर रही हैं।

ऐसे कार्यक्रमों में लोगों को पहले बीमारी के बारे में बताया जाता है, फिर चेतावनी, संकेतों, लक्षणों और रोकथाम के बारे में बताया जाता है। गरीब बच्चे तंबाकू की आदत को छोड़ने के लिए आसानी से राजी नहीं होते; क्योंकि यह उनकी भूख मारती है, उन्हें काम में लगाए रखती है और कुछ क्षणों के लिए उन्हें आनंद से भर देती है। एक समय का भोजन खरीदने से गुटखा खरीदकर खाना सस्ता जो पड़ता है!

चीन में स्थिति कुछ अलग है। वहाँ सिगरेट कंपनियों को सरकार ने खरीद लिया है। वह उनसे राजस्व कमा रही है। गरीबों को तंबाकू उत्पादों से दूर रखने के लिए उसने तंबाकू उत्पादों पर भारी टैक्स थोप दिए हैं। चीन में लगभग 35 करोड़ धूम्रपानकर्ता हैं, जो दुनिया भर के धूम्रपानकर्ताओं का एक-तिहाई है।

एक मजेदार विज्ञापन

खूब धूम्रपान करें! आकर्षक इनाम जीतें!

पहला पुरस्कार–	मौत
दूसरा पुरस्कार–	कैंसर
तीसरा पुरस्कार–	अल्सर
चौथा पुरस्कार–	अस्थमा
पाँचवाँ पुरस्कार–	खाँसी
छठा पुरस्कार–	परिजन के आँसू
कुल पुरस्कार राशि–	हर तरह के रोग
एक टिकट का मूल्य–	केवल डेढ़ रुपया
टिकट मिलने का स्थान–	श्मशान घाट

धूम्रपान : अतीत से वर्तमान तक

बीड़ी, सिगरेट, तंबाकू के साथ लाख बुराइयाँ जुड़ी हैं; लेकिन लोग कई सौ सालों से इनका सेवन करते आ रहे हैं। जितना पुराना धूम्रपान का अतीत है, उतना ही इस लत के विरुद्ध अभियानों का भी है। अतीत में भी लोग आज ही के कारणों से धूम्रपान करते थे; लेकिन तब बीड़ी-सिगरेट के कश ही नहीं खींचे जाते थे, उसके पाइप, हुक्का आदि जैसे भी अन्य अनेक रूप मौजूद थे। आज लोगों को ज्ञात है कि धूम्रपान के साथ अनेक रोग जुड़े हैं, लेकिन फिर भी लोग इसे नहीं छोड़ते हैं।

धूम्रपान के विरुद्ध अतीत में भी अभियान छेड़े जाते थे, लेकिन प्रचार माध्यमों के अप्रभावी होने के कारण वे व्यापक असर नहीं डाल पाते थे।

तंबाकू फतवा

तंबाकू फतवा एक ऐसा फतवा (मुसलिम कानूनी उद्घोषणा) है, जो मुसलमानों को तंबाकू के प्रयोग से रोकता है। 16वीं सदी में जब मुसलमान तंबाकू के आदी होने लगे तो मुसलिम कानून में तंबाकू एक मुद्दा बन गया। ऑटोमन साम्राज्य के विद्वान्, खासकर इब्राहिम इफेंडी ने एक बड़ी सार्वजनिक बहस आयोजित की कि धूम्रपान को मंजूरी देनी चाहिए या नहीं। आखिरकार ऑटोमन के सुल्तान मुराद चतुर्थ ने तंबाकू पीने पर पाबंदी लगा दी और इस्तांबुल के सारे कॉफी हाउस बंद करवा दिए, जो तंबाकू धौंकने के अड्डे थे। सुल्तान ने अपने सैन्य अभियान के तहत सैनिकों पर भी यह आदेश लागू

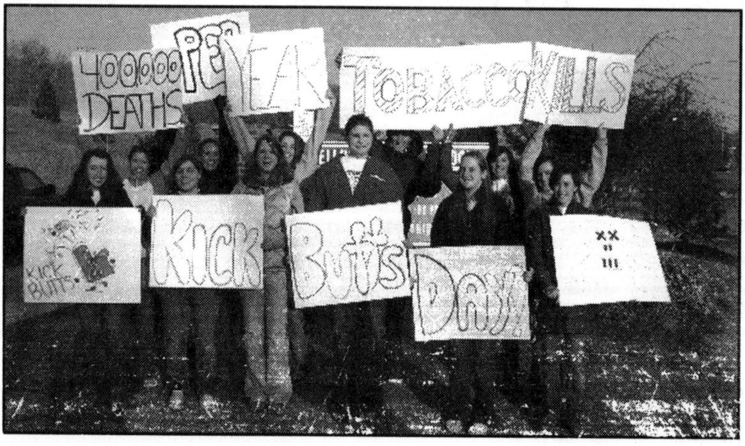

किया और आदेश भंग करनेवाले के लिए मौत की सजा निश्चित की।

कातिप सेलेबी (एक ऑटोमन तुर्क विद्वान्) ने लिखा है कि इन सभी उपायों ने भी धूम्रपान की आदत को धीमा नहीं किया।

सितंबर 2000 में मिस्र के बड़े मुफ्ती शेख नस्र फरीद वासेल ने राष्ट्रीय धूम्रपान-विरोधी अभियान चलाने के लिए फतवा जारी किया। उपर्युक्त तर्कों को ध्यान में रखकर ही धूम्रपान के विरुद्ध यह फतवा जारी किया गया था। इसलामिक कानून में मुसलमानों को स्वयं को जान-बूझकर नुकसान पहुँचाने की मनाही है। कई लोग तर्क देते हैं कि धूम्रपान इस कानून का उल्लंघन करता है; क्योंकि इससे कैंसर, हृदयाघात आदि जैसे रोगों से शरीर पर काफी दुष्प्रभाव पड़ते हैं। इसी प्रकार, सेकंड हैंड स्मोकिंग आसपास के लोगों को नुकसान पहुँचा सकती है, जिसका अर्थ यह है कि धूम्रपानकर्ता मुसलमान अपने परिवार को भी खतरे में डाल रहे हैं। विद्वान् यह भी तर्क देते हैं कि जुए की तरह धूम्रपान भी पैसे का अपव्यय है। कहा जाता है, पैसे का अपव्यय अल्लाह को क्रुद्ध कर देता है। तंबाकू-विरोधी ये सभी तर्क यह स्पष्ट करते हैं कि धूम्रपान और अन्य तंबाकू उत्पाद मुसलमानों के लिए वर्जित हैं।

धूम्रपान-विरोध का इतिहास

पोप अरबन सप्तम ने विश्व में सबसे पहले सन् 1590 में सार्वजनिक धूम्रपान पर पाबंदी लगाई थी। उसने आदेश दिया था कि चर्च परिसर में जो भी व्यक्ति तंबाकू, सिगरेट, पाइप या नसवार का उपयोग करेगा, उसे चर्च से बहिष्कृत कर दिया जाएगा।

ऑस्ट्रिया के कुछ इलाकों में सन् 1600 के आसपास तंबाकू उत्पादों के सार्वजनिक सेवन पर रोक लगा दी गई थी।

सन् 1604 में इंग्लैंड के राजा किंग जेम्स प्रथम ने तंबाकू की घोर निंदा करते हुए उसके बारे में लिखा था—"एक आदत, जो आँखों के लिए घृणित है, नाक के लिए दुःखदायी है, मस्तिष्क के लिए नुकसानदेह है, फेफड़ों के लिए खतरनाक है और बदबूदार काला धुआँ छोड़ती है।"

बर्लिन में सन् 1723 में धूम्रपान पर पाबंदी थी। कोनिग्सबर्ग में सन् 1742 में और स्टेटिन में 1744 में। यह पाबंदी सन् 1848 की क्रांति के दौरान हटा ली गई थी।

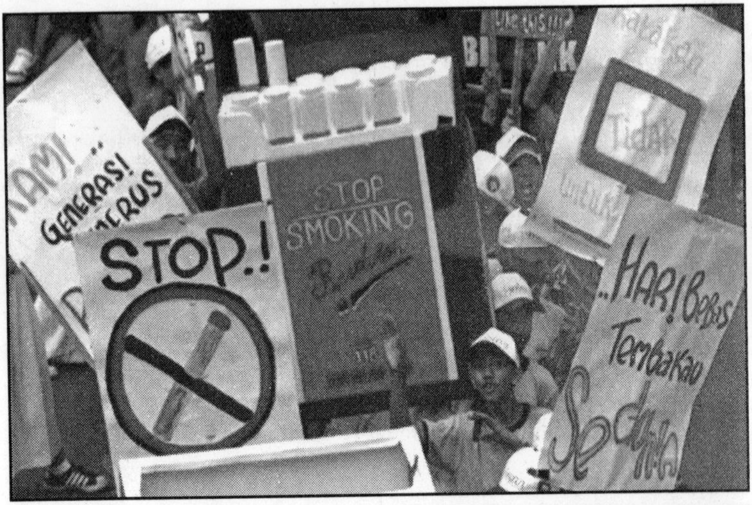

तंबाकू के हानिकारक परिणाम सामने आने के फलस्वरूप नाजी पार्टी ने सन् 1941 में राष्ट्रीय स्तर पर सभी जर्मन यूनिवर्सिटी, डाकघर, सैनिक अस्पताल और नाजी पार्टी के दफ्तर में तंबाकू उत्पादों के इस्तेमाल पर कड़ा प्रतिबंध लगा दिया था। इसके बाद नाजियों ने देश भर में तंबाकू के खिलाफ व्यापक अभियान चलाए, जो उनके शासन के अंत (सन् 1945) तक जारी रहे।

भारत में

देश भर में रेस्टोरेंटों, होटलों, पबों, बसों, ट्रनों, मेट्रो, हवाई अड्डों, रेलवे स्टेशनों, स्कूल-कॉलेजों, कैफे, दफ्तरों और सार्वजनिक स्थानों पर धूम्रपान पर पूरी तरह पाबंदी है। यह पाबंदी 2 अक्तूबर, 2008 से लागू हुई। खुली सड़कों, पार्कों, घर में और कार में हालाँकि धूम्रपान करना प्रतिबंधित नहीं है। रेस्टोरेंटों, बारों, पबों, हवाई अड्डों आदि पर धूम्रपान के लिए खास तौर पर बनाए गए स्थानों पर धूम्रपान किया जा सकता है। इस कानून का उल्लंघन करनेवालों पर पकड़े जाने पर 200 रुपए का जुरमाना लगाया जाता है।

सन् 2007 में चंडीगढ़ देश का पहला धूम्रपान-मुक्त शहर बना। इसके बाद इस सूची में शिमला का नाम जुड़ा।

निष्कर्ष के तौर पर हम कह सकते हैं कि दुनिया भर में तंबाकू

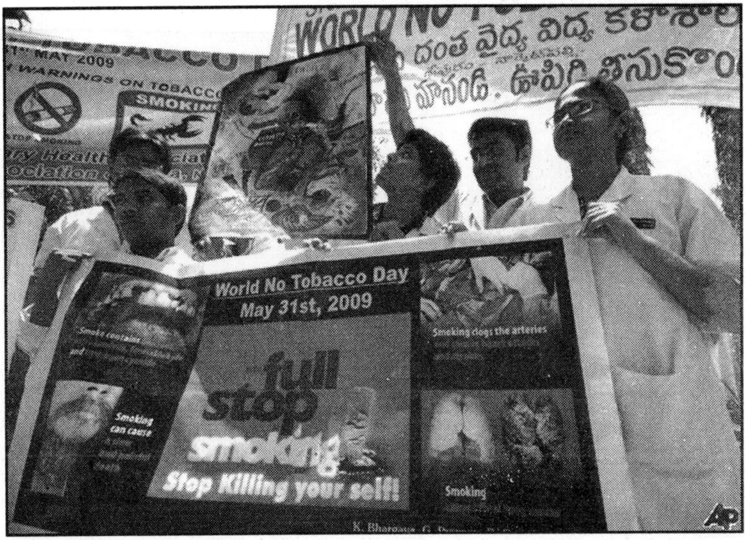

निर्माता और तंबाकू-विरोधियों में शह-मात का खेल चल रहा है। यह एक बड़ी हास्यास्पद बात है, बल्कि विडंबना है कि एक तरफ सरकार तंबाकू पर पाबंदी लगाती है, दूसरी तरह तंबाकू की खेती कराती है, उसका निर्यात करती है और उससे मिलनेवाले राजस्व को तंबाकू से होनेवाले असाध्य रोगों के उपचार पर झोंक देती है। यह प्रलोभन छोड़कर ही सही मायनों में तंबाकू और इसके असाध्य रोगों से मानव एवं मानवता को बचाया जा सकता है।

□

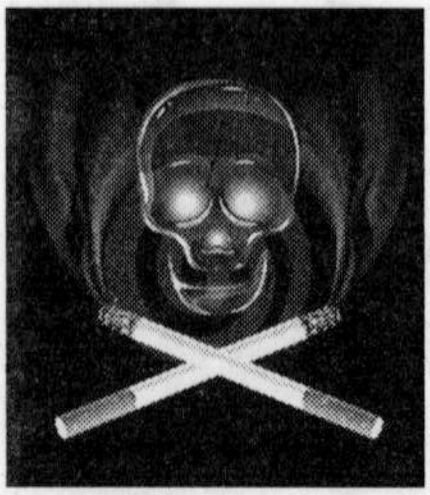

6

गुटखा, जरदा, खैनी

तंबाकू को बेचने के लिए निर्माता उसे कई प्रकार से संसाधित करके अलग-अलग रूप दे देते हैं और उस नए रूप को आकर्षक नाम देकर बाजार में उतार देते हैं। विष चाहे जितने सुंदर और कीमती पात्र में रख दिया जाए, अपना विषैला प्रभाव त्याग नहीं सकता; इसी प्रकार तंबाकू के विभिन्न खूबसूरत रूप भी अपने जहरीले तत्त्वों को बरकरार रखते हैं—और जैसा कि हमने पहले भी कहा है, लोग पैसे देकर इस धीमे विष को खरीदते हैं। इस अध्याय में हम तंबाकू के कुछ ऐसे ही रूपों की चर्चा करेंगे।

1. गुटखा

गुटखा कई पदार्थों से मिलकर बनता है, जिनमें मुख्य हैं सुपारी के टुकड़े, तंबाकू, कत्था, चूना और मीठे या सुगंधित पदार्थ। यह मुख्यत: भारत में बनता है और यहाँ से विदेशों में भी निर्यात होता है। यह पूरे भारत में छोटे-छोटे पैकेटों में बेचा जाता है, जिनकी कीमत 1 से 10 रुपए के बीच हो सकती है। इसे आमतौर पर चबाकर खाए जानेवाले तंबाकू की तरह खाया जाता है और अध्ययन बताते हैं कि इससे मुँह का कैंसर और स्वास्थ्य पर अनेक विपरीत प्रभाव पड़ते हैं।

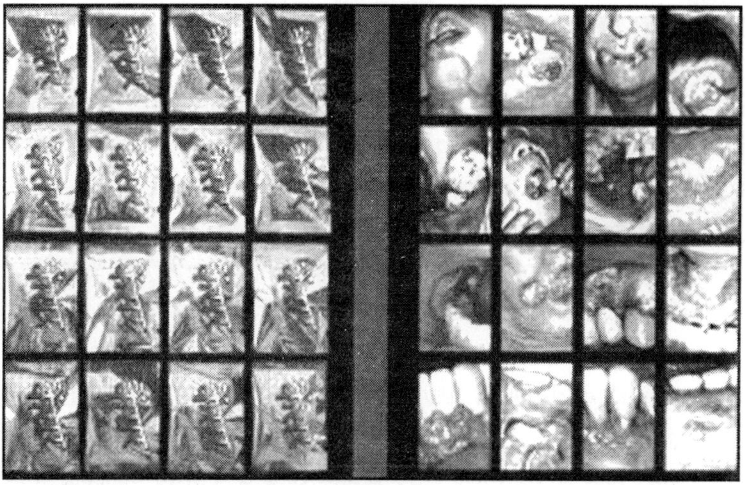

गुटखे की विशेषता और उपयोग

गुटखा पाउडर के रूप में या दानेदार हो सकता है। इसका रंग सफेद से बादामी के बीच होता है। इसे खाने पर इसका रंग गहरा लाल हो जाता है। उपभोक्ता को यह सनसनी से भर देता है, जो तंबाकू से कहीं अधिक तीव्र होती है।

गुटखा लाखों लोग इस्तेमाल करते हैं, जिनमें बच्चों से लेकर बुजुर्ग तक शामिल हैं। गुटखे में तंबाकू मिला होने पर भी कुछ पैकेटों पर उसका विवरण नहीं होता। कुछ चॉकलेट की सुगंधवाले होते हैं और कुछ 'ब्रीथ फ्रेशनर' के नाम से बेचे जाते हैं।

गुटखे का इस्तेमाल अकसर छुटपन से ही शुरू हो जाता है, क्योंकि यह सस्ता होता है और सब जगह आसानी से मिल जाता है। इसलिए गरीब बच्चों में यह बहुत लोकप्रिय है। इस आदत के कारण अकसर वे कम आयु में ही कैंसर के शिकार हो जाते हैं। भारत में सामाजिक संस्कार बच्चों को सिगरेट पीने की अनुमति नहीं देते हैं, इसलिए वे चोरी-छिपे गुटखा खाना शुरू कर देते हैं। कई लोग सिगरेट से बचने के लिए गुटखा खाते हैं; लेकिन जल्दी ही यह आदत भी लत में बदल जाती है, जिससे छुटकारा पाना मुश्किल हो जाता है। गुटखे से गटकने की समस्या भी आ जाती है, सोते समय गला खुश्क हो जाता है और नींद ठीक से नहीं आती। इस प्रकार गले का कैंसर होने का खतरा पैदा हो जाता है।

गुटखे का बढ़ता खतरा

भारत में गुटखे का रिवाज खतरनाक महामारी के स्तर पर जा पहुँचा है। विद्यार्थी, नौकरीपेशा, टैक्सी ड्राइवर, बच्चे, बूढ़े, जवान–सभी गुटखा खाते हैं। हाल ही में हुए अध्ययन से यह बात सामने आई है कि भारत के कई शहरों में लगभग 70 प्रतिशत कॉलेज छात्र इसी बुरी लत के शिकार हैं।

आज यद्यपि भारत में तंबाकू के प्रोत्साहन और प्रचार पर पाबंदी है, लेकिन निर्माता अपने ब्रांड नाम से दूसरे उत्पाद बनाकर अपने नाम को जीवित रखते हैं। गुटखा एक बहुत ही नशीला और कैंसरजन्य तंबाकू उत्पाद है। इसके खिलाफ हालाँकि बहुत से अभियान जारी हैं और कई राज्य सरकारों ने इसके बढ़ते इस्तेमाल को रोकने के लिए बिक्री-कर थोपे हैं, लेकिन इसका इस्तेमाल पूरी तरह से रोकने के लिए कुछ नहीं किया गया।

सन् 2008 में भारत में 15 वर्ष से कम आयु के लगभग 50 लाख बच्चे गुटखे की लत का शिकार थे और यह आँकड़ा निरंतर बढ़ रहा है। इसी प्रकार उत्तर प्रदेश एवं मध्य प्रदेश में हुए एक अध्ययन से ज्ञात हुआ कि गुटखा खानेवाले 16 फीसदी बच्चे मुँह के शुरुआती कैंसर के शिकार थे।

गुटखे के दुष्प्रभाव

गुटखा एक कुख्यात नशीला पदार्थ है, जो भारत में बहुत प्रचलित है। कुछ आयुर्वेदाचार्य इसे थकान और अवसाद की ओषधि मानते हैं। दुर्भाग्य से गुटखा शरीर पर गंभीर दुष्प्रभाव डालता है, इसलिए लगभग सभी चिकित्सक इसके नियमित प्रयोग के विरुद्ध हैं।

गुटखे से कैंसरजन्य रोग

लंबे समय तक लगातार गुटखा खाने से कैंसर का खतरा बढ़ जाता है। स्वास्थ्य विशेषज्ञों का कहना है कि गुटखों में मिली सुपारी मुँह, मसूड़े, गले, फेफड़े, लीवर, उदर, भोजन नली और प्रोस्टेट ग्रंथि के कैंसर को और बढ़ा देती है।

गुटखे से मनोवैज्ञानिक रोग

थोड़ी मात्रा में गुटखा खाने पर इसमें मिली सुपारी कॉफी या चबानेवाले तंबाकू से थोड़ा ज्यादा मनोसक्रियता बढ़ाती है, लेकिन ज्यादा मात्रा कोकीन जैसे नशे की स्थिति पैदा कर देती है। गुटखे के नशे के लक्षणों में शामिल हैं–आँखों

की पुतलियाँ फैल जाना, स्मृति-लोप, मनोविकृति, भ्रम की स्थिति, ठीक निर्णय न ले पाना, उन्माद आदि। कई लोग तो उल्लासोन्माद में डूबने के लिए गुटखा खाते हैं। वे समझते हैं कि इसे खाकर वे सारे दु:ख-दर्द भूल जाते हैं। लंबे समय तक गुटखे के इस्तेमाल के चलते लोगों की दिमागी हालत गड़बड़ा जाती है। इसे छोड़ देने पर अनिद्रा रोग, मुँह में खुश्की, स्मृति-लोप, थकावट आदि लक्षण उत्पन्न होते हैं।

गुटखे से हृदय संबंधी रोग

अन्य उत्तेजक पदार्थों की तरह गुटखा भी दिल और इससे जुड़ी धमनियों पर विपरीत प्रभाव डालता है। गुटखे में मिले तंबाकू के क्षारीय गुण के कारण रक्तचाप बढ़ जाता है, जिससे चक्कर आना और धुँधला दिखाई देना जैसे दुष्प्रभाव उत्पन्न हो जाते हैं। गुटखा खाने के आदी या नए उपभोगकर्ता दोनों ही की दिल की धड़कनों की लय गड़बड़ा जाती है। इससे छाती में दर्द, हार्ट अटैक और स्ट्रोक जैसे गंभीर जोखिम भी जुड़े हैं। जिन्हें दिल की बीमारी हो या जो धूम्रपान करते हों, उन्हें गुटखे से बचना चाहिए।

गुटखे से उदर रोग

गुटखा खाने से कई उदर रोग लग जाते हैं। मिचली, उलटी, अम्लपित्त, पेटदर्द, दस्त आदि रोग गुटखे खानेवालों में आम हैं। कभी-कभी ये दुष्प्रभाव इतने खतरनाक हो जाते हैं कि निर्जलीकरण के कारण रोगी को अस्पताल में भरती कराना पड़ता है। गुटखे के दुष्प्रभाव उदर में कई घंटों, दिनों या हफ्तों तक मौजूद रह सकते हैं। इसके प्रयोग से आँतों और मूत्राशय पर शारीरिक नियंत्रण घटने लगता है।

गुटखे से अन्य दुष्प्रभाव

- रक्त
- जिगर और गुरदों के लिए गुटखा तीव्र जहर के समान है।
- मधुमेह के रोगियों के लिए गुटखा जानलेवा व्यसन है।
- इससे भूख मर जाती है।
- नींद का क्रम गड़बड़ा जाता है।
- एकाग्रता में कमी हो जाती है।

- गर्भवती महिलाओं में कम वजन के शिशु पैदा होने का खतरा तिगुना बढ़ जाता है।

सिहरानेवाली यह सूची यहीं समाप्त नहीं हो जाती। भारत में गुटखा अब तक बड़े पैमाने पर अनदेखा किया जाता रहा है। इसके लिए अब तक भारत में कोई नियामक तंत्र नहीं बना है, जो इन घातक माउथ फ्रेशनरों के उपभोग के विरुद्ध काररवाई करे।

2. जरदा

तंबाकू उत्पाद ऐसे हैं, जो पूरी तरह या आंशिक रूप से तंबाकू की पत्तियों से बनते हैं। तंबाकू की पत्तियाँ इनका कच्चा माल होती हैं। ये पत्तियाँ धुएँ का कश खींचने, चूसने, चबाने या सूँघने के काम में आती हैं। इन सभी में एक तेज नशा, जो लत का रूप ले लेता है, निकोटिन होता है। जरदा तंबाकू की बारीक पत्तियाँ होती हैं, जिन्हें हथेली पर चूने के साथ रगड़कर या वैसे ही फंकी लगाकर चूसा जाता है। बाजार में तरह-तरह का सुगंध मिला तैयार जरदा भी मिलता है, जिसमें तंबाकू मुख्य घटक के रूप में शामिल होता है।

जरदे से भी वे सभी दुष्प्रभाव होते हैं, जो आपने पीछे इस अध्याय में पढ़े हैं। अत: यहाँ हम उनकी पुनरावृत्ति नहीं करेंगे।

3. खैनी

खैनी एक भारतीय तंबाकू उत्पाद है, जो दिखने में नसवार जैसा होता है। खैनी पिसी काली तंबाकू, चूने का पानी, नमक और सुगंधित पदार्थों से मिलकर बनती है। खैनी में भी तंबाकूवाले सभी दुष्प्रभाव और कैंसरजन्य घटक शामिल होते हैं। इसलिए इसके पैकेट पर स्वास्थ्य चेतावनी लिखना अनिवार्य है।

खैनी को हथेली पर रगड़कर गोली बना लेते हैं और ऊपरी या निचले होंठ के नीचे दबाकर चूसते रहते हैं। आज बाजार में खैनी के अनेक ब्रांड मौजूद हैं। सभी अपनी खैनी को छोटे-छोटे व सस्ते पाउच में बेचते हैं, ताकि उन्हें ज्यादा-से-ज्यादा उपभोक्ताओं तक पहुँचाया जा सके।

कई प्रकार की पान-खैनी भी मौजूद हैं, जो खैनी और सुपारी से मिलकर बनती हैं। ये सुपारी के क्षारीय प्रभाव के कारण कहीं अधिक घातक हो जाती हैं।

देश के उत्तर और पूर्वोत्तर भागों में रहनेवाले लोग खैनी ज्यादा खाते हैं,

इसलिए इन इलाकों में मुँह के कैंसर की स्थिति चिंताजनक है।

निकोटिन के कारण लोग खैनी के आदी हो जाते हैं और दिन भर में 10–15 बार खैनी चूस लेते हैं। यह लत 15–20 साल तक जारी रहती है और कैंसरजन्य रोगों, पेट में अल्सर, हृदय-विकार आदि को जन्म देती है।

खैनी एक सबसे खतरनाक तंबाकू उत्पाद है, जो गुणसूत्रों (क्रोमोसोम) को घातक नुकसान पहुँचाता है। ये गुणसूत्र ट्यूमर को शांत करनेवाले जीन होते हैं–अर्थात् कैंसर-रोधी ये 'जीन' खैनी खाने से विकृत होकर दुष्प्रभावी हो जाते हैं, जिससे शरीर पर अन्य अनेक विपरीत प्रभाव उत्पन्न हो जाते हैं।

इस प्रकार हम देखते हैं कि गुटखा, जरदा और खैनी समान रूप से शरीर के लिए घातक हैं। ये पूरे शरीर पर गहरा दुष्प्रभाव डालते हैं। इनसे शरीर की रोग-प्रतिरोधक क्षमता गड़बड़ा जाती है और किसी रोग के जन्म लेने के बाद उसका बीज रोगों के एक पूरे वटवृक्ष में बदल जाता है। अत: आप स्वयं निर्णय कीजिए कि ये तंबाकू उत्पाद आपके लिए कितने खतरनाक हैं।

□

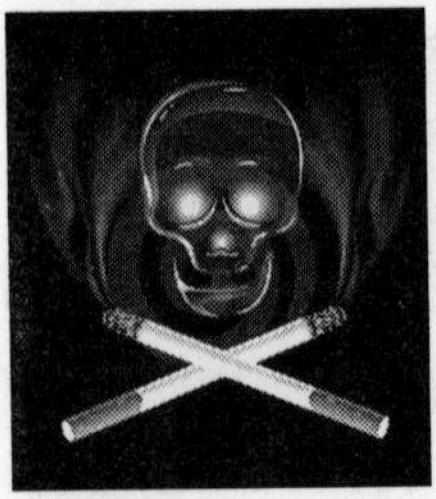

7

बीड़ी-सिगरेट, हुक्का-सिगार आदि

बीड़ी, सिगरेट, हुक्का और सिगार आदि साधन तंबाकू के विषैले धुएँ को उदरस्थ करने के माध्यम हैं। इस अध्याय में हम इन्हीं साधनों की चर्चा करेंगे।

1. बीड़ी

तेंदू पत्तों में तंबाकू को लपेटकर बीड़ियाँ बनाई जाती हैं। ये ज्यादातर हाथों से बनाई जाती हैं और फिल्टर रहित सिगरेट होती हैं। बीड़ी में तेंदू पत्ते का वजन 60 प्रतिशत होता है, शेष तंबाकू होता है। बीड़ी की लंबाई आम तौर पर 4 से 8 सें. मी. तक होती है और मोटाई 0.7-0.9 सें. मी.।

बीड़ी कई जगह स्वागत-सत्कार और आव-भगत के रूप में प्रचलित है। कई देशों में सांस्कृतिक कार्यक्रमों, विवाह समारोहों आदि में बीड़ी पिलाकर मेहमानों का स्वागत किया जाता है। इस प्रकार बीड़ी को सामाजिक मान्यता प्राप्त है।

भारत में बीड़ी संस्कृति

भारत में बसनेवाली आदिम जातियाँ पहले-पहल पेड़ों की पत्तियों के पाइप बनाकर तंबाकू के कश खींचती थीं। 17वीं शताब्दी के पूर्वार्द्ध में तंबाकू को पत्तों में लपेटकर बीड़ियाँ बनाई जाने लगी थीं। पूर्वी तटवर्ती भारत में 18वीं

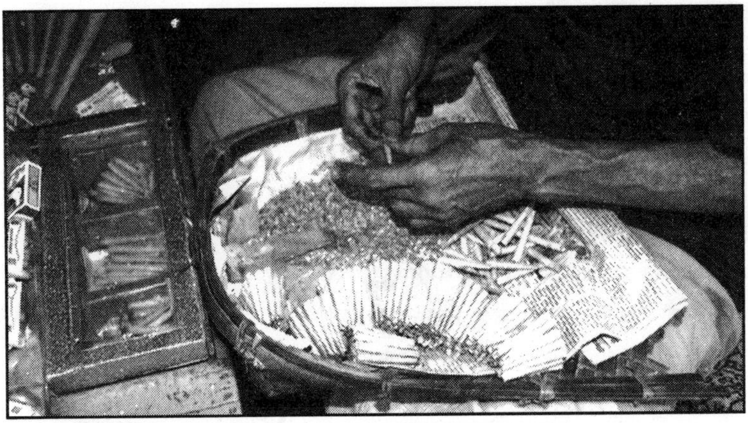

शताब्दी में बीड़ियाँ बंडल के रूप में बेची जाने लगी थीं।

भारत में बीड़ी बनाने की शुरुआत कैसे और कब हुई, इसकी ठोस जानकारी उपलब्ध नहीं है। एक सरकारी रिपोर्ट के अनुसार, गुजरात के व्यापारियों ने 19वीं सदी के पहले दशक में मध्य प्रदेश में बीड़ी बनाने की शुरुआत की। भारत में 19 फीसदी तंबाकू का उपभोग सिगरेट के रूप में और 53 फीसदी बीड़ी के रूप में होता है।

बीड़ी की बड़ी खपत ज्यादातर ग्रामीण इलाकों में और मध्यम वर्ग में होती है। उच्च वर्ग ज्यादातर सिगरेट का उपयोग करता है।

रासायनिक संघटन

बीड़ी के तंबाकू में लगभग वे सारे रसायन मौजूद होते हैं, जिनका जिक्र हम पीछे कर चुके हैं। इसके अलावा, भारत में बननेवाली बीड़ी में निकोटिन की मात्रा पश्चिमी देशों में बननेवाली सिगरेटों की तुलना में काफी ज्यादा होती है। इस दृष्टि से वे स्वास्थ्य के लिए ज्यादा घातक होती हैं। बीड़ी के प्रति ग्राम तंबाकू में लगभग 30.70 मि.ग्रा. निकोटिन होता है, जबकि पश्चिमी शैली में बनी फिल्टरवाली सिगरेट में 16.54 मि.ग्रा./ग्राम।

कुछ अध्ययनों में भारतीय बीड़ियों में रेडियोधर्मी पदार्थ यूरेनियम भी पाया गया है।

बीड़ी से जुड़े रोग

कई अध्ययनों से पता चला है कि बीड़ी सिगरेट से अधिक हानिकारक

है। इससे मुँह का कैंसर, फेफड़ों का कैंसर, उदर और श्वास नली का कैंसर, दिल की बीमारियाँ, अस्थमा, तपेदिक और वे सब रोग होते हैं, जिनका हम पीछे जिक्र कर आए हैं। अतः इन्हें सिगरेट से सुरक्षित मानना बहुत बड़ी भूल होगी।

गंभीर पहलू यह है कि बीड़ी गरीबों की सबसे बड़ी हत्यारिन है। जो गरीब इन्हें बनाते हैं, उनके लिए भी और जो इन्हें पीते हैं, उनके लिए भी ये समान रूप से हानिकारक हैं। बनानेवालों के लिए तो यह दुधारी तलवार के समान है—एक तो उन्हें कम मेहनताना मिलता है, इस प्रकार उनका आर्थिक शोषण होता है। बनाने से भी वे तंबाकू से निश्चित ही संक्रमित होते हैं और रही-सही कसर बीड़ी पीकर पूरी कर लेते हैं।

- बीड़ी पीकर मरनेवालों की संख्या हर राज्य में अलग-अलग है। एक अध्ययन से पता चला है कि तमिलनाडु के ग्रामीण इलाकों में टी.बी. से होनेवाली मौतों में लगभग 47 फीसदी बीड़ी पीने के कारण होती हैं।
- प्रतिदिन 10 बीड़ी पीनेवालों में सामान्य लोगों की तुलना में हार्ट अटैक का खतरा चार गुना बढ़ जाता है।
- बीड़ी बनानेवालों में महिलाओं की हिस्सेदारी 76 से 95 फीसदी है।
- लगभग 2.5 लाख बच्चे बीड़ी बनाने के काम से जुड़े हैं।
- घर में बीड़ी स्टोर करने से भोजन जल्दी दूषित हो जाता है और घर में रहनेवाले सिरदर्द, मितली एवं जुकाम से ग्रस्त हो सकते हैं।
- अध्ययन बताते हैं कि जो लोग तंबाकू की खेती से जुड़े हैं, उनके मूत्र में निकोटिन पाया गया है।
- बीड़ी बनानेवाली महिलाओं को रक्ताल्पता, प्रसूति और कई मानसिक रोग घेर लेते हैं।

2. सिगरेट

विश्व में कैंसर से होनेवाली मौतों में 30 फीसदी मौतें सिगरेट पीने से होती हैं। फेफड़ों की 87 फीसदी बीमारियाँ सिगरेट के धुएँ के कारण होती हैं। सन् 1987 से फेफड़ों का कैंसर महिलाओं का पहला जानी दुश्मन बन गया है।

- सिगरेट पीने की शुरुआत मध्य अमेरिका में 9वीं सदी के आसपास

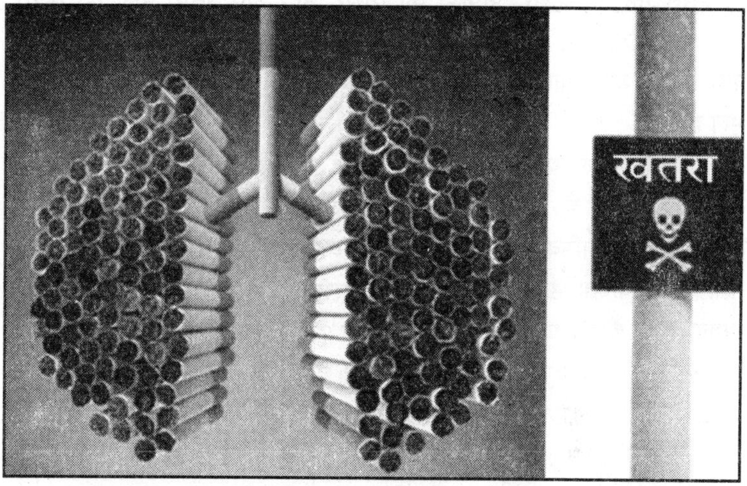

हुई। तब खोखले पाइपों और सरकंडों में तंबाकू भरकर सिगरेट की तरह पी जाती थी।

- 17वीं सदी में तंबाकू कागज में लपेटकर पिया जाने लगा।
- सन् 1830 तक सिगरेट अमेरिका से निकलकर यूरोप के फ्रांस में पहुँची, जहाँ इसका 'सिगरेट' नामकरण हुआ और 1845 में फ्रांस में सिगरेटें बनने लगीं।
- प्रथम और द्वितीय विश्व युद्धों में सैनिकों को राशन के साथ सिगरेटें भी दी जाती थीं।
- 20वीं सदी के उत्तरार्द्ध में सिगरेट के दुष्प्रभाव दुनिया के सामने आने लगे और सरकारें इसके विरुद्ध लामबंद होने लगीं।

सिगरेट से जुड़े रोग

हमारा शरीर हजारों कोशिकाओं से मिलकर बना है। स्वस्थ शरीर में नई कोशिकाएँ तभी बनती हैं, जब शरीर को उनकी आवश्यकता होती है। सिगरेट पीने से होनेवाले कैंसर से शरीर में असामान्य कोशिकाएँ पैदा हो जाती हैं, जो सामान्य कोशिकाओं पर दुश्मन सेना की तरह हमला कर देती हैं। यदि नई कोशिकाओं की जरूरत न हो और वे फिर भी बनने लगें तो वे एक ठोस गाँठ का रूप ले लेती हैं। छोटी गाँठें मटर के दाने के समान और बड़ी अंगूर के दाने के समान हो सकती हैं। यही आगे चलकर कैंसर

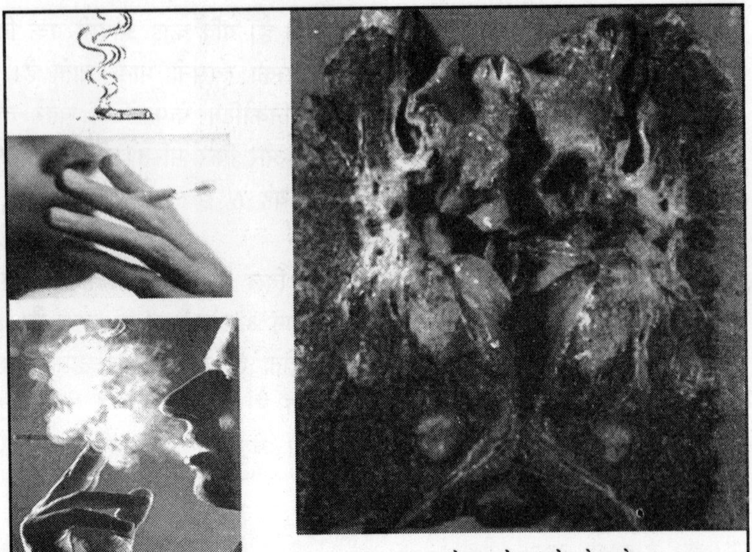

एक चेन स्मोकर के फेफड़े।

की गाँठें बन जाती हैं। सिगरेट इसी क्रम में शरीर पर दुष्प्रभाव डालती है।

- सिगरेट में मिले रसायन न केवल कैंसरजन्य हैं बल्कि अन्य कई गंभीर स्वास्थ्य समस्याएँ भी खड़ी करते हैं।
- सिगरेट में कई रसायन बेहद घातक होते हैं। यदि कोई व्यक्ति एक पैकेट सिगरेट चबाकर खा जाए तो वह मर जाएगा।

जब धूम्रपानकर्ता सिगरेट पीता है, कार्बन मोनोऑक्साइड उसके रक्त के साथ प्रवाहित होने लगती है। यह दिल तक पहुँचनेवाली ऑक्सीजन की मात्रा को घटा देती है। साथ ही सिगरेट में मिले रसायन रक्त ले जानेवाली नलियों की दीवारों को सँकरा कर देते हैं। नलियों से कम ऑक्सीजन आने पर हृदय को ज्यादा काम करना पड़ता है, जिससे रक्तचाप भी बढ़ जाता है। ऑक्सीजन-मिश्रित पर्याप्त रक्त न मिलने के कारण दिल की धड़कन रुक सकती है और दिल की मांसपेशियाँ आंशिक या पूर्णतः निष्क्रिय हो सकती हैं। इसे हार्ट अटैक कहते हैं। यदि हृदय की ज्यादातर मांसपेशियाँ काम करना बंद कर देती हैं तो रोगी की मौत भी हो सकती है।

- सिगरेट में मौजूद निकोटिन बुरी लत की तरह धूम्रपानकर्ता के पीछे पड़ जाता है। लत लगने के बाद आसानी से नहीं छूटती। शरीर और

दिमाग निकोटिन की माँग करने लगते हैं। यदि कोई आदमी एक दिन में पाँच सिगरेटें पीता है तो वह इसका व्यसनी माना जाता है।

- सिगरेट का कश खींचने के बाद निकोटिन फेफड़ों में गहरे तक जाता है। फेफड़ों से यह रक्त, हृदय और फिर मस्तिष्क तक पहुँचता है। मुँह से दिमाग तक पहुँचने में यह 6 सेकंड लेता है।

निकोटिन एक उत्तेजक पदार्थ है। यह दिल की धड़कनें और रक्तचाप बढ़ा देता है। इससे धूम्रपानकर्ता ज्यादा सावधान और सक्रिय हो जाता है। 45 मिनट बाद जब निकोटिन का असर कम होता है, वह निस्तेज होने लगता है। वह क्रुद्ध, अधीर और विकल हो जाता है। वापस सिगरेट के कृत्रिम माहौल में जाने के लिए वह दूसरी सिगरेट लेता है और यह आदत उसे धीरे-धीरे मौत की ओर बढ़ाने लगती है।

सोने के बाद उसके रक्त में निकोटिन की मात्रा दिन की अपेक्षा कम हो जाती है, जिससे उसे ठीक से नींद नहीं आती। वह करवटें बदलता रहता है। सुबह उठते ही दिन की शुरुआत वह सिगरेट से करता है।

- वातस्फीति सिगरेट से होनेवाला एक गंभीर लाइलाज रोग है। इसके रोगी को साँस लेने में बड़ी कठिनाई होती है, क्योंकि फेफड़ों के वायुकोष तंबाकू से बरबाद हो चुके होते हैं। वहाँ हवा भरने की जगह ज्यादा हो जाती है। रोगी जल्दी हाँफने लगता है। साँस लेने में उसे ज्यादा ऊर्जा खर्च करनी पड़ती है। रोग बढ़ने पर कृत्रिम ऑक्सीजन पर निर्भर रहना पड़ता है।

3. हुक्का

हुक्का पीना दुनिया की एक प्राचीन परंपरा है। हुक्का मूलत: कई पाइपों से मिलकर बनता है। यह जल, वाष्प और ऊष्मा के तंत्र से मिलकर कार्य करता है। हुक्के की शुरुआत यद्यपि भारत में हुई, लेकिन ख्याति इसे ऑटोमन के तुर्कों ने दिलाई। कहा जाता है कि हुक्का पीनेवाला कुछ समय के लिए अपनी सारी परेशानियाँ भूल जाता है और आनंद एवं मस्ती में सातवें आसमान पर पहुँच जाता है। इस प्रकार हुक्का न केवल प्रतिष्ठा का प्रतीक है, बल्कि इसे शरीर और दिमाग को पूरा आराम देने का साधन माना जाता है।

हुक्के का इतिहास

हुक्के का इतिहास सैकड़ों साल पुराना है। इसकी शुरुआत राजस्थान और गुजरात से हुई। पुराने जमाने के हुक्के बड़े साधारण, अनगढ़ और भद्दे होते थे। हुक्का पीने के संस्कार परंपरा की तरह पीढ़ी-दर-पीढ़ी आगे बढ़ते रहे और आज भी दुनिया भर में जारी हैं।

हुक्के के लिए एक खास तरह के तंबाकू का इस्तेमाल किया जाता है। कुछ लोग तंबाकू के साथ शहद, सूखे-गीले मेवे, गुलाब जल, अनार का रस इत्यादि भी मिलाते हैं। हुक्का पीने की खास तकनीकें होती हैं, जिन्हें लोग बड़े मनोयोग से सीखते हैं।

हुक्के के दुष्प्रभाव

हुक्के में भी बीड़ी-सिगरेटवाले सारे अवगुण मौजूद होते हैं। रोगों की सूची भी पूर्ववत् लंबी है। हुक्के में मौजूद जल भी इसके सारे दुष्प्रभावों व विषैले तत्त्वों को फिल्टर नहीं कर पाता और मानव-शरीर गंभीर रूप से प्रभावित होता है।

4. सिगार

सिगार के पुरातन रूप के दर्शन कोलंबस को 28 अक्तूबर, 1492 को

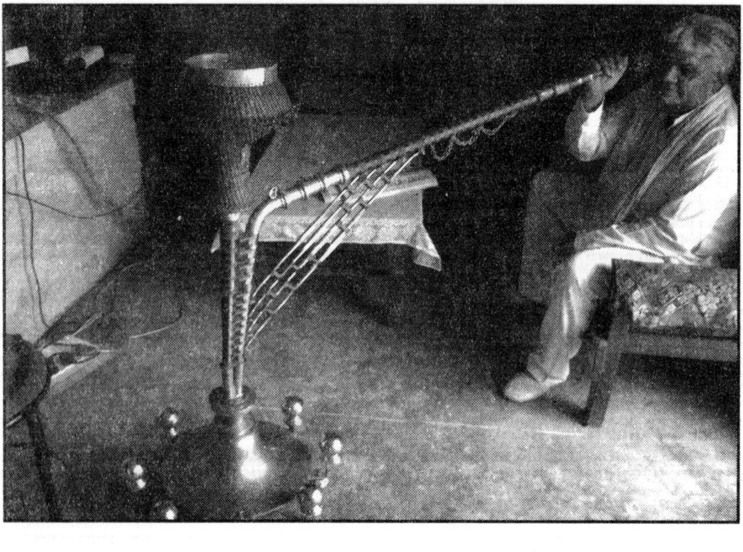

हुए, जब उसने अमेरिका की खोज की। उसने देखा कि सैन सल्वाडोर (मध्य अमेरिकी देश) के लोग तंबाकू को मक्का, ताड़ या ऐसे ही दूसरे पत्तों में लपेटकर पीते हैं।

स्पेन को आधुनिक सिगार का जन्मदाता माना जाता है। 'सिगार' शब्द का जन्म प्राचीन माया (मध्य अमेरिका में) भाषा के 'सिक' शब्द से हुआ, जिसका अर्थ है–तंबाकू। 'सिक' शब्द से 'सिगार' हो गया और यही नाम पूरी दुनिया में लोकप्रिय हो गया।

यूरोप को सबसे पहले स्पेनी घुमंतुओं ने 15वीं सदी में सिगार से परिचित कराया। इसके पहले पुर्तगाली नाविक कोलंबस उसे अमेरिका से वर्ष 1492 में यूरोप लेकर गया। जीन निकोट ने सिगार को फ्रांस में लोकप्रिय बनाया, जिसे वह पुर्तगाल से लेकर आया था। शुरुआत में तंबाकू को रोग-निवारक माना जाता था, लेकिन बाद में स्पेन के राजा फिलिप द्वितीय और इंग्लैंड के राजा जेम्स प्रथम ने इसे अहितकर बताकर इसकी निंदा की।

जैसा सिगार आज हम देखते हैं, वह 18वीं सदी में स्पेन में बनाना आरंभ किया गया था। इसके बाद फ्रांस व जर्मनी होते हुए यह पूरे यूरोप में फैल गया। सिगार को फैशन और स्टाइल से जोड़कर देखा जाता है। 18वीं सदी के मध्य में सिगार वापस अमेरिका आया और जल्दी ही वहाँ प्रतिष्ठा का प्रतीक बन गया। अब तक सिगार क्यूबा में पैदा होनेवाले तंबाकू से हाथों से बेलकर बनाए जाने लगे। इसके बाद पूरी दुनिया में मशीन से बने सिगार बिकने लगे।

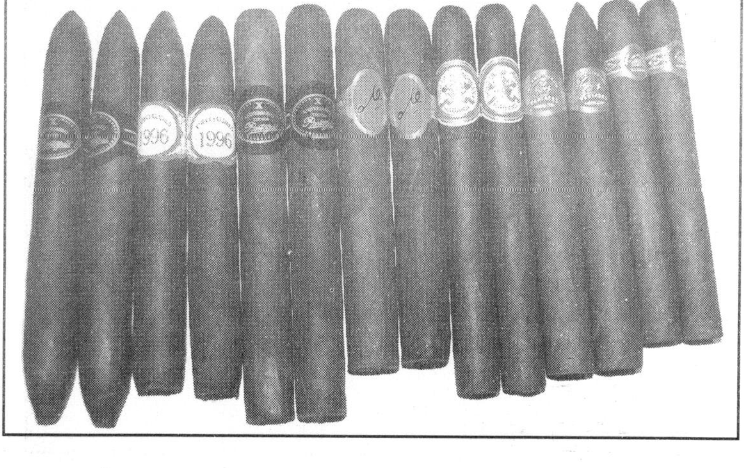

सिगार में वे सभी दुष्प्रभाव मौजूद हैं, जो सिगरेट में पाए जाते हैं। इसके दुष्प्रभावों के प्रचारित होने पर सिगार के प्रयोग में कमी आई है।

5. पाइप, चिलम आदि

तंबाकू पीने-पिलाने के और कई माध्यम समाज में प्रचलित हैं, जिनमें पाइप, चिलम, चुरुट इत्यादि शामिल हैं। इन सभी का मुख्य घटक तंबाकू है और इसके वे सभी दुष्प्रभाव हैं, जिनका वर्णन हम पीछे कर चुके हैं।

□

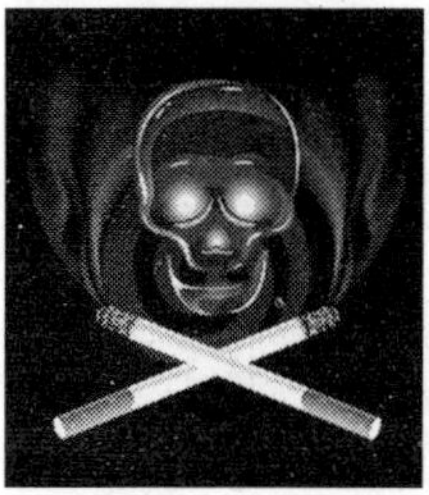

8

तंबाकू के अलग-अलग अंगों पर दुष्प्रभाव

तंबाकू उत्पादों के बारे में पिछले अध्यायों में आपने विस्तार से पढ़ा है और यह भी जाना है कि ये शरीर के लिए कितने घातक हैं। इस अध्याय में

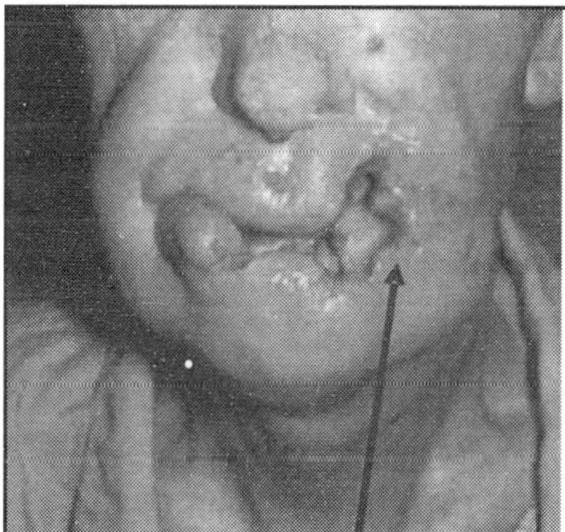

यह सुंदर मुसकान तंबाकू का प्रयोग करने से आप की भी हो सकती है।

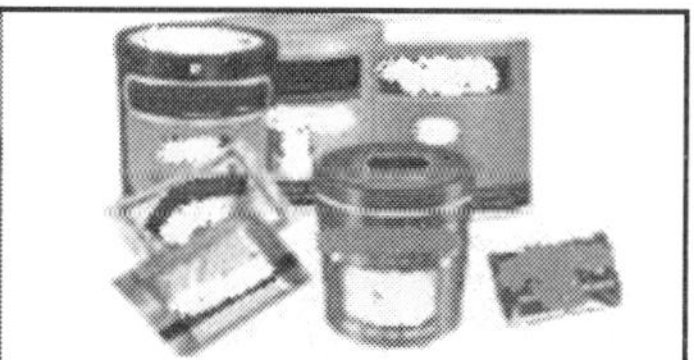

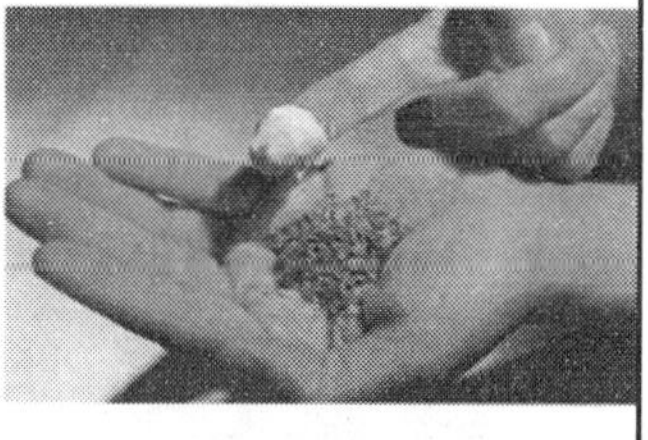

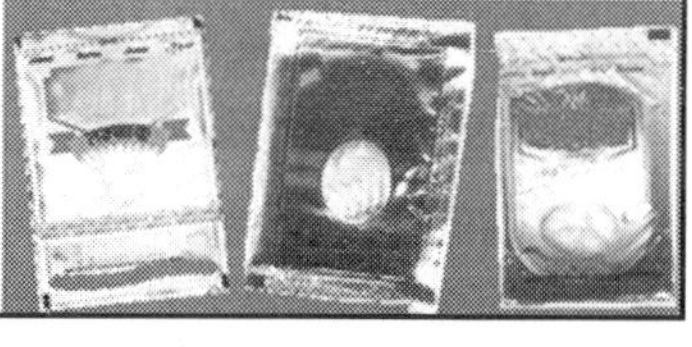

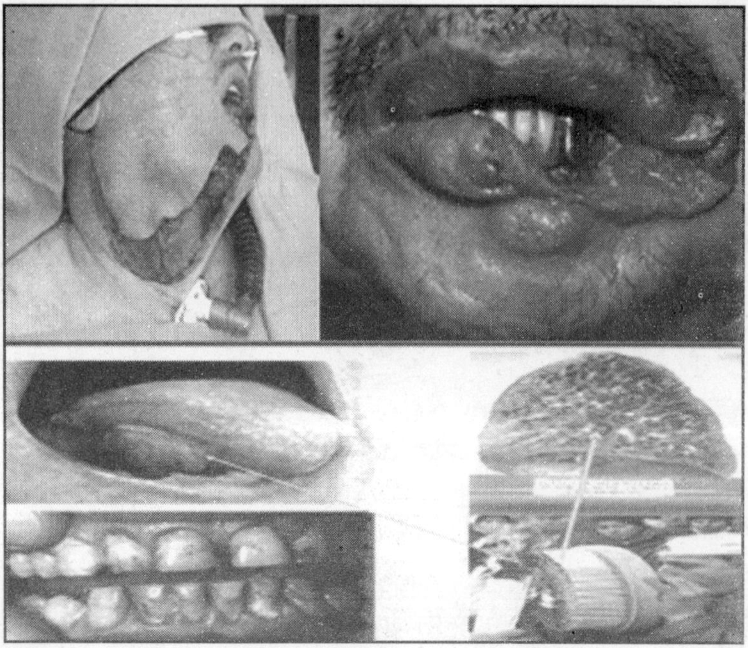

हम तंबाकू उत्पाद से शरीर के अलग-अलग अंगों पर पड़नेवाले दुष्प्रभावों के बारे में विस्तार से अध्ययन करेंगे।

दंत रोग

तंबाकू चबाने या चूसने से दाँतों में सड़न फैलती है और वे गलने लगते हैं, क्योंकि तंबाकू में बड़ी मात्रा में शर्करा होती है, जिसके कारण दाँत खोखले हो जाते हैं। तंबाकू में मौजूद खुरदरे कण मसूड़ों में जलन पैदा करते हैं और दाँतों की सुरक्षा परत 'इनेमल' को खुरच डालते हैं, जिससे दाँतों के गलने की प्रक्रिया और तेज हो जाती है।

मुँह के भीतर जहाँ लोग तंबाकू रखकर खाते या चूसते हैं, वहाँ से मसूड़ों की पकड़ दाँतों पर ढीली पड़ जाती है और धीरे-धीरे वहाँ से दाँत झड़ने लगते हैं तथा मसूड़ा शोथ का रोग हो जाता है।

मुँह का कैंसर

लगातार तंबाकू के इस्तेमाल से आप मुँह के कैंसर से ग्रस्त हो सकते

हैं। मुँह के कैंसर में मुँह, गले, गाल, मसूड़ों, होंठ और जीभ के कैंसर शामिल हैं। इस तरह के कैंसर में ऑपरेशन के बाद जबड़ा, ठोड़ी, गरदन या मुँह विकृत हो सकता है।

तंबाकू और धूम्रपान से होनेवाले अन्य कैंसर हैं—

- तीव्र ल्यूकेमिया
- गुरदे का कैंसर
- मूत्राशय का कैंसर
- गर्भाशय ग्रीवा का कैंसर
- फेफड़ों का कैंसर
- पेट का कैंसर
- कैंसर घुटकी
- स्वर नली का कैंसर
- प्रोस्टेट कैंसर
- सर्वाइकल कैंसर
- अग्न्याशय का कैंसर

हृदय रोग

गुटखा, जरदा, सिगरेट इत्यादि तंबाकू उत्पाद दिल से जुड़े कई रोगों को जन्म देते हैं और जो लोग पहले से ही दिल के मरीज हैं, उन्हें तो मौत की ओर धकेल देते हैं।

निर्धूम तंबाकू दिल की धड़कनों को बढ़ा देता है, जिससे रक्तचाप बढ़ जाता है। इससे हार्ट अटैक का खतरा कई गुना बढ़ जाता है। लगातार तंबाकू का सेवन करनेवालों का कोलेस्टरॉल का स्तर भी तंबाकू का इस्तेमाल न करनेवालों की तुलना में ज्यादा होता है।

- अधिक धूम्रपान से कोरोनरी हृदय रोग हो जाता है, जो मौत का एक बड़ा कारण बनता है।
- सिगरेट पीने से रक्त-वाहिकाएँ सँकरी हो जाती हैं, जिससे शरीर में सामान्य रक्त-संचरण बाधित होता है और रक्त हाथ-पैरों में दूर तक सामान्य ढंग से संचार नहीं कर पाता, फलतः हाथ-पैरों में दर्द, ऊतकों का निष्क्रिय हो जाना और गैंगरीन जैसे रोग हो सकते हैं।
- धूम्रपान से पेट से होकर गुजरनेवाली महाधमनी में सूजन आ जाती है और पूरा रक्त-संचरण गड़बड़ा जाता है।
- तंबाकू अचानक हृदय गति रुकने और स्ट्रोक का कारण भी बन सकता है, क्योंकि इससे कई बार खून की नलियों में रक्त का थक्का जम जाता है।

श्वसन-तंत्र की बीमारियाँ

सावधान रहें। सुरक्षित सिगरेट, तंबाकू जैसी कोई चीज नहीं है। सिगरेट

या तंबाकू लाइट हो या अल्ट्रा लाइट, उनका दुष्प्रभाव एक जैसा ही होता है। औसतन हर सिगरेट कश लेनेवाले की आयु 8-11 मिनट कम कर देती है। धूम्रपान से फेफड़ों के कैंसर का रिश्ता जग-जाहिर है।

- तंबाकू और सिगरेट से वातस्फीति रोग हो जाता है, जिससे साँस घुटने लगती है, साँस लेने में बहुत कठिनाई होती है।
- गले में बलगम का जमाव आम हो जाता है। इससे खाँसी घर कर लेती है।
- सीढ़ियाँ चढ़ने-उतरने में साँस फूलने लगती है, दमा-अस्थमा की स्थिति विकराल हो जाती है।
- धूम्रपान से फेफड़ों की कार्य-क्षमता सामान्य से तीन गुना तक कम हो जाती है, तब स्थिति काफी गंभीर हो जाती है और रोगी को अस्पताल में भरती कराना पड़ता है।

अन्य रोग

- धूम्रपान करनेवालों में मोतियाबिंद का खतरा कई गुना बढ़ जाता है, दृष्टि कमजोर हो जाती है।
- जो दंपती धूम्रपान करते हैं, उनमें प्रजनन संबंधी कई समस्याएँ जन्म ले लेती हैं।
- एक सिगरेट पीने के बाद त्वचा तक रक्तापूर्ति एक घंटे तक सामान्य से कम रह सकती है।

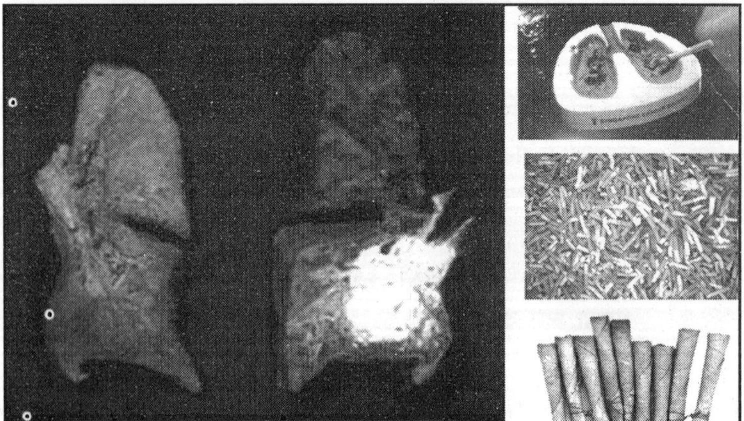

धूम्रपान के कारण फेफड़ों का कैंसर

- आँखों में मौजूद रक्त-वाहिकाएँ बहुत संवेदनशील होती हैं, जो बीड़ी-सिगरेट पीने से आसानी से क्षतिग्रस्त हो जाती हैं, जिससे आँखों में लाल डोरे तैरने लगते हैं और खुजली होने लगती है।
- धूम्रपानकर्ता सामान्य लोगों से 25 फीसदी ज्यादा बीमार होते हैं।
- धूम्रपान और तंबाकू से दाँतों व मसूड़ों पर स्थायी दाग-धब्बे पड़ जाते हैं।
- तंबाकू उत्पादों के नियमित सेवन से मुँह गटर बन जाता है, जिसके खुलते ही बदबू का ऐसा भभका निकलता है, जो सामनेवाले को विचलित कर देता है।
- धूम्रपानकर्ता की त्वचा पीली पड़ जाती है और झुर्रियाँ भी अपेक्षाकृत अधिक पड़ती हैं। यह इसलिए होता है, क्योंकि धूम्रपान से त्वचा में रक्तापूर्ति घट जाती है और विटामिन 'ए' का स्तर कम हो जाता है।
- नियमित तंबाकू उत्पादों के सेवन से पुरुष जननांग तक रक्त का सामान्य प्रवाह काफी हद तक बाधित हो जाता है, जिससे प्रजनन क्षमता पर विपरीत और गंभीर प्रभाव पड़ता है।
- सिगरेट पीने से रक्त में प्लेटलेट्स की कमी हो जाती है। यह कमी निरंतर जारी रहने पर रोगी का बचना मुश्किल हो जाता है।
- धूम्रपान से अच्छे कोलेस्टरॉल का स्तर घट जाता है और बुरे का बढ़ जाता है।
- प्लेटलेट्स में चिपचिपाहट बढ़ जाती है, जिससे नसों में खून के थक्के जमने की प्रक्रिया तेज हो जाती है, जो हार्ट अटैक का कारण बन सकती है।

एक कहावत है कि तंबाकू उत्पादों का सेवन करनेवाले कभी बूढ़े नहीं होते। क्यों? क्योंकि वे भरी जवानी में ही मर जाते हैं। आज यह एक कड़वी सच्चाई है। लोग जितना समय बीड़ी-सिगरेट, खैनी-तंबाकू खाने में बिताते हैं, अपनी उतनी ही आयु कम कर लेते हैं।

- धूम्रपान से महिलाओं की जनन-क्षमता गड़बड़ा जाती है, गर्भपात का खतरा बढ़ जाता है, प्रसव में जटिलताएँ बढ़ जाती हैं और रजोनिवृत्ति सामान्य आयु से पूर्व ही हो सकती है।
- शिशु को स्तनपान करानेवाली धूम्रपानकर्ता महिलाएँ शिशु के स्वास्थ्य से गंभीर खिलवाड़ करती हैं और तात्कालिक दुष्प्रभाव उनके बड़े होने पर भी बना रहता है।

- निकोटिन हड्डियों, जोड़ों और पेशियों पर भी दुष्प्रभाव डालता है; हड्डियाँ कमजोर हो जाती हैं और उनके टूटने का खतरा बढ़ जाता है।

ल्यूकोप्लेकिया

तंबाकू से होनेवाली यह बीमारी मुँह के भीतरी भाग में होती है, जिसमें जीभ के निचले भाग और तालू में सफेद, गाँठदार घाव या धब्बे पड़ जाते हैं, जो धीरे-धीरे मुँह के कैंसर का रूप ले सकते हैं। इनमें सूजन-ऐंठन व जलन भी हो सकती है।

एथ्रोप्लेकिया

तंबाकू उत्पादों के नियमित सेवन से तालू में गहरे भूरे घाव हो जाते हैं। उन पर उभरे हुए लाल दाने निकल आते हैं, जिनमें सूजन, जलन और ऐंठन हो सकती है। ये घाव धीरे-धीरे कैंसर का रूप ले सकते हैं, जो ऑपरेशन के बाद मुँह की बनावट को हमेशा के लिए विकृत कर सकते हैं।

महिलाओं पर खतरे

तंबाकू, सिगरेट आदि के इस्तेमाल से महिलाओं पर भी उपर्युक्त सभी दुष्प्रभाव पड़ते हैं। साथ ही उन्हें कुछ और व्याधियों से दो-चार होना पड़ सकता है, जो उनके लिए अति संवेदनशील हो सकती हैं; जैसे–

- बाँझपन।
- अपरिपक्व प्रसव।
- जन्म के समय शिशु कम वजनी।
- जन्म के फौरन बाद शिशु की अचानक मौत।
- असमय रजोनिवृत्ति और कूल्हे की हड्डी का घनत्व कम हो जाना।
- सिगरेट पीनेवाली महिलाओं में कूल्हे की हड्डी के फ्रैक्चर होने का खतरा सामान्य महिलाओं की तुलना में बढ़ जाता है।
- निमोनिया का खतरा बढ़ जाता है।
- ऑपरेशन के बाद घाव में संक्रमण का खतरा बढ़ जाता है।

सिगरेट-तंबाकू की दुर्गंध

जो धूम्रपान करते हैं तो क्या उन्होंने कभी इस ओर ध्यान दिया है कि

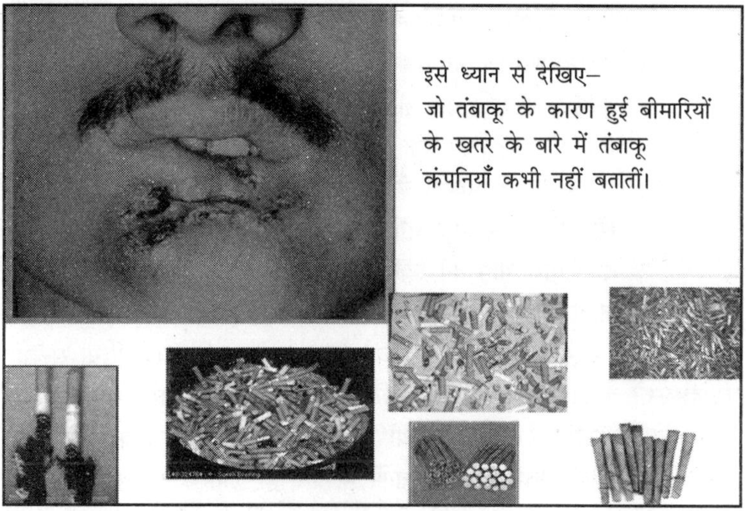

उनके बाल, कपड़े और फर्नीचर से कैसी गंध आती है? जब लोग उनके घर में घुसते हैं तो सबसे पहले उनका सामना किससे होता है? जी हाँ, सिगरेट-तंबाकू की बासी दुर्गंध से, जो कभी उन्हें सुखद नहीं लगती। आप चूँकि इसके अभ्यस्त हो जाते हैं, इसलिए यह दुर्गंध आपको विचलित नहीं करती। इसके प्रति आपकी संवेदना मर जाती है।

तंबाकू उत्पादों से होनेवाले रोगों की सूची बहुत लंबी है। जैसा कि आपने पीछे पढ़ा है, इसमें 4,000 रसायन होते हैं। ये रसायन एक दूसरे से जुड़कर कई गुना अधिक संख्या में रोगों को जन्म देते हैं। दरअसल तंबाकू उत्पादों के सेवन से रोग सुरसा के मुँह की तरह बढ़ते जाते हैं।

- तंबाकू का सेवन उस प्रोटीन को नष्ट कर देता है, जो बुढ़ापे की क्रिया को कम करता है, परिणामस्वरूप उपभोक्ता समय से पूर्व ही बूढ़ा दिखने लगता है। उसकी त्वचा पर झुर्रियाँ उभर आती हैं।
- यह स्वर-तंतुओं पर बेहद विपरीत प्रभाव डालता है, जिससे उनकी संवेदनशीलता नष्ट हो जाती है और आवाज कर्कश हो जाती है।
- जो माताएँ धूम्रपान करती हैं, उनके शिशु मानसिक रूप से विकलांग हो सकते हैं।
- तंबाकू उत्पादों का नियमित सेवन करनेवाले दौड़ने पर जल्दी ही हाँफने लगते हैं। उनकी मांसपेशियाँ निढाल हो जाती हैं। उनकी

रोग-प्रतिरोधक क्षमता कम हो जाती है।

- तंबाकू-सिगरेट का सेवन करनेवाले रतौंधी के शिकार हो जाते हैं, यानी उन्हें रात्रि को ठीक से दिखाई देना बंद हो जाता है।
- नाक से प्राय: चिपचिपा पानी बहने लगता है। नाक में खुजली और शोथ भी हो सकती है। नाक की सूँघने की संवेदनशीलता भी धीरे-धीरे कम होने लगती है। यह इसलिए होता है, क्योंकि नाक के भीतरी भाग की स्वत: साफ होने की क्षमता पूरी तरह नष्ट हो जाती है।

जब आप सिगरेट का कश खींचते हैं तो सिरे पर यह 700 डिग्री सेंटीग्रेड पर दहकती है और बाकी भाग 60 डिग्री सेंटीग्रेड जितना गरम रहता है। यह ऊष्मा तंबाकू को कई विषैले पदार्थों में तोड़ देती है। सिगरेट के दहकने पर उसके सारे विषैले अवशेष उसकी तली में जमा हो जाते हैं और कश के साथ धूम्रपानकर्ता के पेट में चले जाते हैं तथा ऊपर वर्णित सारे जानलेवा रोगों को जन्म देते हैं।

□

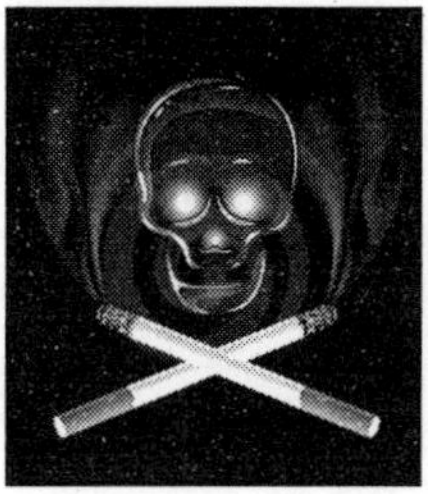

9

तंबाकू कैसे छोड़ें

तंबाकू, बीड़ी, सिगरेट, हुक्का, खैनी इत्यादि दीमक जैसे रोग हैं, जो एक बार शरीर में लग जाते हैं तो उसे खोखला करके ही छोड़ते हैं। बहुत से व्यसनी कहते हैं कि तंबाकू उत्पादों को छोड़ना शराब छोड़ने से भी कठिन है। जी हाँ, यह कठिन तो है, पर असंभव नहीं है।

तंबाकू छोड़ने के कई तरीके हैं। हर व्यक्ति पर उसकी आदत और स्वभाव के अनुसार अलग-अलग तरीका लागू हो सकता है। इस अध्याय में हम तंबाकू उत्पादों को छोड़ने के कुछ सामान्य उपायों का वर्णन करेंगे, जिन्हें अपनाकर कोई भी व्यक्ति तंबाकू के व्यसन से छुटकारा पा सकता है।

सबसे पहले तो व्यसनी को स्वयं ईमानदारी और स्वतःस्फूर्त रूप से तंबाकू छोड़ने का दृढ निश्चय करना होगा। उसका स्वयं का दृढ निश्चय अवश्य ही उसे इस बुरी लत से छुटकारा दिला देगा।

तंबाकू छोड़ने के दस अच्छे कारण

1. आप खूबसूरत रहना चाहते हैं।
2. आप अच्छी साँस लेना चाहते हैं।
3. आप कैंसर से बचना चाहते हैं।
4. आप स्वस्थ रहना चाहते हैं।
5. आप अपने हृदय को स्वस्थ रखना चाहते हैं।

6. आप अपने परिवार को सेकंड हैंड स्मोक के खतरे से बचाना चाहते हैं।
7. महिलाएँ रजोनिवृत्ति की समस्याओं से बचना चाहती हैं।
8. स्वस्थ शिशु जनना चाहती हैं।
9. प्रजनन रोगों से बचना चाहती हैं।
10. असमय आनेवाले बुढ़ापे से बचना चाहते हैं।

तंबाकू छोड़ने के विभिन्न चरण

शुरुआती कुछ सप्ताह कठिन हो सकते हैं, लेकिन मन कड़ा करके उन पर विजय पाई जा सकती है। नीचे दी गई कुछ बातों पर अमल कीजिए–

- तंबाकू छोड़ने का कोई दिन निश्चित कर लीजिए; जैसे आपका जन्मदिन, शादी की सालगिरह, आपके बेटे-बेटी का जन्मदिन। इस तिथि को दीवार पर लिखकर टाँग लीजिए।
- अब गुटखे, तंबाकू, बीड़ी, सिगरेट, लाइटर, ऐश ट्रे आदि व्यसन से जुड़ी चीजों को कचरेदान में फेंक दीजिए। जब भी इनकी तलब लगे, इलायची खाइए, सौंफ खाइए; बदल-बदलकर फलों का जूस पीजिए; गरमागरम सूप पीजिए और स्वयं को कामों में व्यस्त रखिए।
- कार या बस में यात्रा करने के स्थान पर पैदल चलिए या साइकिल का इस्तेमाल कीजिए।
- नियमित व्यायाम और योग कीजिए।
- ऑफिस या घर में आने-जाने के लिए यदि लिफ्ट का प्रयोग करते हैं तो उसके स्थान पर सीढ़ियों को प्राथमिकता दीजिए।
- अपनी सोच सकारात्मक रखें। तंबाकू छोड़ने के क्रम में क्रोध, अधीरता, मानसिक विचलन जैसे अस्थायी विकार उत्पन्न हो सकते हैं। ऐसी स्थिति में फौरन ठंडा पानी पिएँ और खिड़की के बाहर उड़ते पंछियों को देखने लगें, संगीत सुनें। कुछेक हफ्तों में ये विकार स्वतः दम तोड़ देंगे।
- अपनी दिनचर्या बदलें। वहाँ से गुजरना छोड़ दें या सामान लेना छोड़ दें, जहाँ से आप अकसर सिगरेट, बीड़ी, तंबाकू आदि खरीदते थे। बीड़ी-सिगरेट पीनेवाले अपने दोस्तों से दूरी बना लें। उन्हें भी इन्हें छोड़ने के लिए प्रेरित करें।

- एक आखिरी सिगरेट, आखिरी सिगरेट न करें। इससे तलब बढ़ती रहती है। शुरुआत आज और अभी से करें।
- जोड़ें–आपने अब तक तंबाकू उत्पादों पर कितना धन खर्च किया है? खुद ही देखें–इस बरबादी से आपको क्या हासिल हुआ? ढेरों नामुराद रोग! अपने खान-पान का ध्यान रखें। वसा-युक्त भोजन से बचें। सलाद, फल, फलों के रस, मट्ठा, हरी सब्जियों आदि को अपने भोजन में पर्याप्त स्थान दें।

तंबाकू छोड़ने के गौण प्रभाव

जब आप तंबाकू उत्पादों को छोड़ते हैं तो आपके शरीर का निकोटिन स्तर तेजी से गिरता है और शरीर का तंत्र इसके अभाव में गौण प्रभाव (साइड इफेक्ट) उत्पन्न करता है। इसके चलते लगभग एक सप्ताह तक आपको निम्नलिखित शारीरिक अवरोधों का सामना करना पड़ सकता है–

- एकाग्रता में कमी
- सिरदर्द
- अनिद्रा
- भूख बढ़ना और मोटापा
- तनाव, विकलता या चिंता
- क्रोध, हताशा, चिड़चिड़ापन
- बेचैनी
- अवसाद
- रक्तचाप में कमी
- धड़कनें कम हो जाना
- कब्ज
- हाथ-पैर काँपना
- खाँसी
- थकावट
- चक्कर आना।
- अधीरता

आप जैसे ही बीड़ी, सिगरेट, तंबाकू, खैनी आदि इस्तेमाल करते हैं, तीन मिनट के भीतर निकोटिन आपके रक्त में घुल-मिल जाता है और रासायनिक प्रतिक्रिया से तेजी से शर्करा मुक्त होती है, जो रक्त में मिल जाती है। लेकिन जब आप तंबाकू छोड़ते हैं, यह शर्करा शरीर को मिलनी बंद हो जाती है, फलतः ऊपर वर्णित विकार उत्पन्न हो जाते हैं और रोगी को ज्यादा भूख लगती है। यह स्थिति चार-पाँच दिनों तक रहती है। इतने में शरीर नई परिस्थितियों के साथ रहना सीख लेता है। अतः छोड़ने के शुरुआती 4-5 दिनों तक अपना शर्करा स्तर सामान्य से अधिक बनाए रखें, ताकि गौण प्रभावों से बचा जा सके। इसके लिए मीठे व रसदार फलों का सेवन अधिक करें।

गौण प्रभावों से तालमेल बैठाएँ

तंबाकू छोड़ने के दौरान उत्पन्न होनेवाले अस्थायी विकारों से घबराएँ नहीं। पहले ही इनसे निबटने की तैयारी कर लें।

- इन विकारों को दूर करने के लिए दवाई न खाएँ।
- स्वयं को कामों में उलझाए रखें। काम न हो तो टहलने निकल जाएँ। शॉपिंग मॉल चले जाएँ। सिनेमा देखकर दिमाग को व्यस्त रखें।
- अपने हाथों और उँगलियों को व्यस्त रखें। हाथों/उँगलियों से बॉल दबाते रहें, पेंसिल या पेपरवेट को टेबल पर लुढ़काते रहें।
- तंबाकू की तलब हो तो गाना गुनगुनाने लगें। गुस्सा आए तो खिड़की के बाहर मुँह करके जोर से हँसें। मुँह पर पानी के छींटे मारें।
- थकावट होने पर हाथ-पैर फैलाकर आराम से लेट जाएँ और गहरी-गहरी साँसें लेते हुए अपने इष्ट देवता का स्मरण करें।
- बच्चों के साथ क्रिकेट, बैडमिंटन, कबड्डी आदि कोई भी खेल खेलें। स्वीमिंग करें।

तंबाकू क्यों छोड़ें?

आप तंबाकू क्यों छोड़ना चाहते हैं? आपके भी कुछ तर्क हो सकते हैं। उन्हें लिखकर टाँगें। कुछ तर्क ऐसे भी हो सकते हैं–

तंबाकू छोड़ना आसान नहीं है, लेकिन आप छोड़ सकते हैं। अध्ययन बताते हैं कि अधिकांश तंबाकू प्रयोगकर्ता इन्हें छोड़ना चाहते हैं, क्योंकि इनके दुष्प्रभावों से वे लोग बुरी तरह प्रभावित हैं।

- आप बीड़ी, सिगरेट, तंबाकू का खूब सेवन करते हैं। इनसे होनेवाली बीमारियों से आपको डर नहीं लगता?
- क्या आपको यह लगता है कि तंबाकू छोड़कर आप घाटे में रहेंगे। अभी आप फायदे में हैं?
- अस्पताल जाएँ। वहाँ तंबाकू-जन्य रोगों से पीड़ित कुछ लोगों से बात करें, या इंटरनेट पर इसके रोगों से जुड़ी तसवीरें देखें। इनमें अगला नंबर आपका भी हो सकता है।
- आप स्वस्थ और रोग-मुक्त रहने के लिए तंबाकू छोड़ें।
- अगर आप पहले ही मसूड़ों, दाँत, फेफड़ों, साँस या हृदय रोग आदि से पीड़ित हैं तो सिगरेट छोड़ना आपके लिए बेहद जरूरी है।

- इस व्यसन पर धन खर्च करना मौत मोल लेने के समान है।
- मैं अपने बच्चों को विरासत में तंबाकू और इसके रोग नहीं देना चाहता।
- तंबाकू छोड़ने के मेरे निर्णय से मेरे परिवारवाले बहुत खुश हैं। यह मेरे लिए भी खुशी की बात है।
- अगर आप औसतन 10 रुपए प्रतिदिन बीड़ी, सिगरेट, तंबाकू या खैनी पर खर्च करते हैं तो अपने जीते-जी आप 15 लाख से ज्यादा रुपए इस व्यसन पर खर्च कर डालते हैं और कई रोगों के साथ अपनी आयु सामान्य से 10-12 साल कम कर लेते हैं। यह एक महँगा सौदा है।
- तंबाकू-सिगरेट के सेवन से साँस में दुर्गंध आने लगती है और दाँत मैले हो जाते हैं।
- खिलाड़ियों की क्षमता घट जाती है।
- खाँसी, बलगम और गले में सूजन रहना आम बात हो जाती है।
- आसपास के लोग टोका-टाकी करते हैं। सेकंड हैंड स्मोकिंग का खतरा बढ़ता है।
- मुझे मालूम है कि तंबाकू के सेवन से मैं कैंसर, अस्थमा, फेफड़ों के रोग, हृदय रोग, असमय बुढ़ापे, मुँह के रोग, पक्षाघात आदि न जाने कितने घातक रोगों का शिकार हो सकता हूँ।

मैं तंबाकू क्यों छोड़ूँ ?

नीचे सवालों की एक सूची दी गई है। सोच-विचारकर इनके जवाब दें। इससे आपको तंबाकू-सिगरेट छोड़ने में मदद मिलेगी—

1. क्या आप अपनी मरजी से बीड़ी, सिगरेट, तंबाकू, खैनी, हुक्का, चिलम या गुटखा छोड़ना चाहते हैं?

- हाँ
- नहीं
- मालूम नहीं

2. क्या आपको मालूम है कि तंबाकू का सेवन आपकी सेहत के लिए बहुत हानिकारक है?

- हाँ
- नहीं
- मालूम नहीं

3. स्वास्थ्य समस्याओं के अलावा क्या बीड़ी-सिगरेट छोड़ने के पीछे आपके और भी निजी कारण हैं?

- हाँ
- नहीं
- मालूम नहीं

4. क्या परिवार के लोग और मित्र वगैरह तंबाकू छोड़ने में आपकी सहायता करेंगे?

• हाँ • नहीं • मालूम नहीं

5. क्या परिवार के लोग और मित्र वगैरह तंबाकू छोड़ने के लिए आपको प्रोत्साहित करेंगे?

• हाँ • नहीं • मालूम नहीं

6. क्या आप अपने नियमित जीवन में कुछ बदलाव के इच्छुक हैं?

• हाँ • नहीं • मालूम नहीं

7. क्या डॉक्टर, नर्स और तंबाकू-विरोधी कार्यकर्ता आपको प्रोत्साहित करेंगे?

• हाँ • नहीं • मालूम नहीं

8. क्या आपने पहले भी यह कोशिश की है?

• हाँ • नहीं • मालूम नहीं

9. तंबाकू छोड़ने से उत्पन्न होनेवाले गौण प्रभावों का सामना करने के लिए क्या आप तैयार हैं?

• हाँ • नहीं • मालूम नहीं

10. क्या तंबाकू छोड़ना आपके जीवन की सबसे बड़ी प्राथमिकता है?

• हाँ • नहीं • मालूम नहीं

तंबाकू छोड़ने की प्रक्रिया

तंबाकू उत्पाद छोड़ने की प्रक्रिया बेहद थकाऊ या उबाऊ हो सकती है। इसमें कभी-कभी कई वर्ष लग सकते हैं और कभी कुछ हफ्ते। यह इस बात पर निर्भर करता है कि आपकी इच्छा-शक्ति कितनी सुदृढ है। यदि एक-दो हफ्तों में बात नहीं बनती है तो अपनी आदत को धीरे-धीरे कम करते हुए शून्य तक ले आएँ। इसमें पूरा समय लें, जल्दबाजी न करें।

तंबाकू छोड़ने की आपकी यात्रा के दौरान कुछ ऐसे लमहे भी आते हैं, जब एकाएक तंबाकू या सिगरेट की तलब चरमोत्कर्ष पर पहुँच सकती है। ऐसे में घबराएँ नहीं। अपने मन को प्यार से मनाएँ और लिये गए दृढ संकल्प को याद करें। अभी आपको एक लंबी यात्रा तय करनी है। आपको खास तौर पर अपने भले के लिए, अपने लाभ के लिए इस व्यसन को छोड़ना है।

अपने मन में यह दृढ रूप से बिठा लें कि आप यह कर सकते हैं, तंबाकू के बुरे व्यसन को छोड़ सकते हैं। आप में माद्दा है। आत्म-नियंत्रण रखें। शरीर को अपना गुलाम बनाएँ, खुद गुलाम न बनें। यह कर लेने पर सुनिश्चित हो जाएगा कि आप यह कर लेंगे।

केस स्टडी : धीरज ने कैसे छोड़ी सिगरेट?

धीरज एक आर्टिस्ट है। वह 12 सिगरेटें रोज पीता था। छह साल तक लगातार सिगरेट पीकर उसका घर सिगरेट की दुर्गंध का स्थायी निवास बन गया था। एक दिन वह परिजनों के साथ वैष्णो देवी की यात्रा पर गया। आधे रास्ते में ही वह टी.बी. के मरीज की तरह हाँफने लगा। खच्चर पर बैठकर जैसे-तैसे वह यात्रा पूरी की। वापस घर आने पर उसने डॉक्टर से सलाह ली। उसका चेस्ट एक्स-रे हुआ। पता चला कि फेफड़ों का गुलाबी रंग सिगरेट के धुएँ से कोयला खदान की तरह काला पड़ गया है। वह बहुत डर गया। कैसे छोड़े सिगरेट? इसी उधेड़-बुन में कई दिन गुजर गए। आखिर डॉक्टर की सलाह पर उसने धीरे-धीरे कम करके सिगरेट पूरी तरह से छोड़ने का मन में दृढ संकल्प कर लिया।

पहले वह सुबह उठते ही एक सिगरेट पीता था, उसके स्थान पर वह एक गिलास गुनगुना पानी पीने लगा। नाश्ते के बाद सिगरेट पीने के स्थान पर वह आधा गिलास गरम दूध पीने लगा। ऑफिस में लंच के बाद 4 सिगरेट के स्थान पर बीच में ज्यादा गैप देकर उसने सिगरेटों की संख्या 3 तक सीमित कर दी और रात को सोने से पहले सिगरेट के स्थान पर नीबूवाली काली चाय पीने लगा। इस प्रकार, पहले दिन ही उसने 12 के स्थान पर 8 सिगरेटें पीं और 4 की कटौती कर दी। यह क्रम दो सप्ताह तक चला। उसका दृढ संकल्प, पत्नी और बच्चों का सहयोग उसका बड़ा सहारा बना।

दो सप्ताह बाद उसने 2 और सिगरेटें कम कर दीं। उसके दो सप्ताह बाद दो और। इस प्रकार ढाई महीने बाद वह 1 सिगरेट के क्रम पर आ गया। इस 1 सिगरेट के भी कश कम करता हुआ वह शून्य पर ले आया और तीसरे महीने वह धूम्रपान-मुक्त हो गया।

छह महीने बाद उसने फिर एक्स-रे कराया। इस बार फेफड़े अपेक्षाकृत ठीक थे; लेकिन छह साल के धुआँ-सेवन ने जो घाव दिए थे, वे अब किसी

मरहम से ठीक नहीं हो सकते थे। धीरज ने यह सोचकर धीरज कर लिया कि वह सही समय पर चेत गया। आज वह अपने परिवार के साथ खुश है। दूसरी बार वह वैष्णो देवी गया तो चढ़ाई चढ़ने में उसे कोई परेशानी नहीं हुई।

तंबाकू के सच और झूठ

तंबाकू और धूम्रपान के बारे में अनेक मनगढ़ंत किस्से प्रचारित कर दिए गए हैं। आमतौर पर ये किस्से उपभोगकर्ताओं को इनकी खुली छूट के लिए उकसाते हैं।

- झूठ–थूकी जानेवाली तंबाकू धूम्रपान का हानि-रहित विकल्प है।
- सच–थूकी जानेवाली तंबाकू भी तंबाकू ही है। इसमें निकोटिन, कैंसरजन्य रासायनिक पदार्थ और बीड़ी-सिगरेट में पाए जानेवाले सभी दुष्प्रभावी घटक मौजूद होते हैं, जो स्वास्थ्य पर वास्तविक दुष्प्रभाव डालते हैं।
- झूठ–चबाई जानेवाली तंबाकू खिलाड़ियों की कार्य-कुशलता बढ़ाती है।
- सच–खिलाड़ियों पर किए गए एक अध्ययन में पाया गया है कि चबाई जानेवाली तंबाकू और खिलाड़ियों की कार्य-कुशलता के बीच कोई संबंध नहीं है; बल्कि चबाई जानेवाली तंबाकू कुछ ही मिनटों में खिलाड़ियों के दिल की धड़कनें और रक्तचाप को बढ़ा देती है। इससे चक्कर आ सकते हैं और दिल पर ज्यादा दबाव पड़ता है।
- झूठ–मसूड़ों की अच्छी तरह देखभाल से चबाकर खाई जानेवाली तंबाकू का दुष्प्रभाव खत्म हो जाता है।
- सच–अध्ययनों से पता चला है कि तंबाकू से दाँतों और मसूड़ों पर जो दुष्प्रभाव पड़ता है, वह स्थायी होता है। उसे ब्रश करके या अच्छी तरह देखभाल करके भी दूर नहीं किया जा सकता।
- झूठ–आप जब चाहें–तंबाकू, जरदा या खैनी की आदत को बड़ी आसानी से छोड़ सकते हैं।
- सच–बिलकुल झूठ! निकोटिन की आदत को छोड़ना बहुत कठिन है; लेकिन एक बार इसकी लत लगने पर ज्यादातर लोग इसे छोड़ना चाहते हैं, क्योंकि वे शौकिया तौर पर शुरू करते हैं, जो बाद में स्थायी आदत बन जाती है। जो इसे छोड़ देते हैं, वे बहुत खुश होते हैं और स्वयं को भाग्यशाली समझते हैं।

मेडिकेशन थेरैपी

धूम्रपान या तंबाकू छोड़ने के दौरान डॉक्टर की सलाह से संबद्ध दवाएँ लेना भी प्रभावी हो सकता है। व्यसन छोड़ने में इससे अतिरिक्त मदद मिलती है। अपने डॉक्टर से सलाह लें कि आपके लिए कोई उपयुक्त दवा मौजूद है?

सम्मोहन

सम्मोहन द्वारा आपको धूम्रपान या तंबाकू छोड़ने के लिए प्रेरित किया जा सकता है। इस प्रकार आपका तंबाकू छोड़ने का संकल्प और दृढ हो जाता है।

धर्म-कर्म

स्वयं को लगातार धार्मिक कार्यों में लगाए रखकर तंबाकू और धूम्रपान की गंदी आदतों से काफी हद तक बचा जा सकता है। जब-जब आपको बीड़ी-सिगरेट-तंबाकू की तलब हो, पड़ोस के मंदिर या घर में बने मंदिर में चले जाएँ और घंटी बजाकर ईश-स्तुति करने लगें। एक पंथ दो काज-ईश्वर का आशीर्वाद भी मिलेगा और तंबाकू की लत भी छूट जाएगी।

एक्युपंक्चर एवं एक्युप्रेशर

ये पुरानी चिकित्सा विधियाँ हैं। एक्युपंक्चर एवं एक्युप्रेशर चिकित्सा से शरीर में कुछ ऐसे रसायन बनते हैं, जो शरीर को तनाव-मुक्त और हलका-फुलका कर देते हैं। धूम्रपान या तंबाकू छोड़ने के दौरान गौण प्रभावों को दूर करने के लिए एक्युपंक्चर का सहारा लिया जा सकता है।

योगासन

बहुत से ऐसे योगासन हैं, जो तंबाकू और धूम्रपान की लत को छुड़ाने में मददगार हैं। इन पर हम आगे एक अलग अध्याय में विस्तार से चर्चा करेंगे।

परिवार और मित्रों का सहयोग

सिगरेट-तंबाकू छोड़ चुके बहुत से लोग बताते हैं कि तंबाकू छोड़ने की प्रक्रिया में परिजन और दोस्तों का सहयोग बहुत उपयोगी साबित हुआ। वास्तव में, तंबाकू छोड़ने के दौरान आपको ऐसे लोगों का साथ करना चाहिए, जो इस लत के शिकार न हों। वे ही कदम-कदम पर आपको आपकी बुरी आदत के

प्रति सचेत करते हैं।

यदि आपके घनिष्ठ दोस्त सिगरेट-तंबाकू का इस्तेमाल करते हैं तो उनसे कहें कि आप पर इस्तेमाल का दबाव न डालें, बल्कि छोड़ने की शुरुआत में आप अपने ऐसे दोस्तों से दूर रहें तो ही ठीक रहेगा।

घर पर बीड़ी, सिगरेट, खैनी, जरदा छोड़ने में कठिनाई हो तो तंबाकू-मुक्ति शिविर या कार्यक्रम में भाग लें। सामूहिक प्रयास से भी इस लत पर जल्दी विजय पाई जा सकती है।

सिगरेट-तंबाकू न छोड़ पाएँ तो क्या करें?

जब आप बुरी आदतों को छोड़ते हैं और अच्छी को अपनाने की कोशिश करते हैं तो दो कदम आगे बढ़ना और एक कदम पीछे हटना सामान्य बात है। लेकिन एक कदम पीछे हटने का मतलब यह नहीं है कि आप वापस तंबाकू के आदी हो गए हैं। इसलिए दुबारा खाने लगें तो स्वयं को कोसें नहीं; उन कारणों को दूर करें, जिन्होंने आपको फिर से बीड़ी-सिगरेट, तंबाकू की ओर खींचा है। अपनी गलतियों से सीखें और फिर योजना बनाकर शुरुआत करें।

- अगर आप फिसल जाएँ तो स्वयं को असफल न मानें। इसका आशय यह न निकालें कि आप नहीं छोड़ सकते।
- दुबारा कोशिश करें। आपका लक्ष्य तंबाकू-सिगरेट नहीं है, यह सदैव स्मरण रखें।
- पीछे मुड़कर देखें—आपने कितना समय बगैर तंबाकू के गुजारा है। वह निस्संदेह आपकी इच्छा-शक्ति का प्रमाण है।
- आपने तंबाकू की शुरुआत दुबारा क्यों की? अगली बार उस 'कारण' का डटकर मुकाबला करें।
- अपने अनुभव से सीखें। किसने आपकी मदद की, किसने नहीं?
- अपने दैनिक क्रिया-कलापों को डायरी में लिखें। सिगरेट-तंबाकू छोड़ने के प्रयासों व संकल्पों को रोज खासतौर पर डायरी में लिखें और उन्हें दोहराते रहें।

मुबारकबाद

बधाई हो! आप अपने प्रयास में सफल रहे। आप बीड़ी, सिगरेट, तंबाकू, चिलम, हुक्का, जरदा, खैनी आदि के नशे से अब पूरी तरह मुक्त हैं। आप कर

सकते हैं और आपने किया। अब आपके सामने आपका सुनहरा भविष्य और उत्तम स्वास्थ्य है, जो बाँहें फैलाए आपका स्वागत कर रहा है। अब आप इन व्यसनों से सदा दूर रहेंगे। आपका इरादा नेक है, आपका संकल्प पक्का है और आप दूसरों को भी इसके लिए प्रेरित करने को तत्पर हैं।

तंबाकू छोड़ने के लाभ

- 20 मिनट में रक्तचाप सामान्य हो जाता है।
- 8 घंटे बाद रक्त में कार्बन मोनोऑक्साइड का स्तर गिरकर सामान्य हो जाता है।
- 48 घंटे बाद सूँघने और स्वाद की संवेदनाएँ लौट आती हैं।
- एक से नौ महीने के बीच खाँसी, नजला, थकान, रक्त-दोष और श्वास-दोष ठीक हो जाते हैं।
- पाँच वर्ष के बाद फेफड़ों के कैंसर से मौत का खतरा घटकर लगभग आधा रह जाता है।
- पंद्रह वर्ष के बाद हृदय रोगों का खतरा तंबाकू न खानेवालों के बराबर रह जाता है और फेफड़ों के कैंसर से मौत का खतरा सामान्य से थोड़ा अधिक रहता है।

□

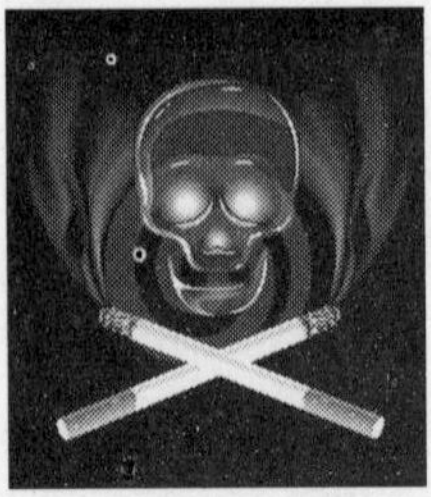

10

सेकंड हैंड स्मोकिंग

जब कोई व्यक्ति आपके निकट बीड़ी-सिगरेट, चिलम, हुक्का आदि पीता है तो आप सेकंड हैंड स्मोक में साँस लेते हैं और छोड़ते हैं। सेकंड हैंड स्मोक में बीड़ी-सिगरेट के अधजले टुकड़ों का धुआँ और स्मोकर (धूम्रपानकर्ता) द्वारा साँस व मुँह से छोड़ा गया धुआँ शामिल होता है। जब आप सेकंड हैंड स्मोक को साँस में खींचते हैं तो यह वैसा ही है, मानो आप स्मोकिंग कर रहे हैं। यही सेकंड हैंड स्मोकिंग है।

दूसरे शब्दों में, जब आप स्मोकिंग करते लोगों के पास खड़े होते हैं तो उन्हीं खतरनाक रसायनों का कश लगाते हैं, जिनका स्मोकिंग करनेवाले लगाते हैं। सेकंड हैंड स्मोक में साँस लेने पर आप बीमार पड़ सकते हैं। सेकंड हैंड स्मोक से होनेवाली कुछ बीमारियाँ आपकी जान तक ले सकती हैं।

चाहे आप युवा हों या वृद्ध, स्वस्थ हों या रुग्ण–सेकंड हैंड स्मोक बराबर खतरनाक है।

सेकंड हैंड स्मोक में शामिल हजारों खतरनाक रासायनिक पदार्थ आपके स्वास्थ्य को नुकसान पहुँचा सकते हैं, जिनमें से कई कैंसर पैदा करने के लिए जाने जाते हैं। जब आप किसी धूम्रपानकर्ता के पास खड़े होते हैं तो साँस के साथ हजारों रासायनिक पदार्थ उदरस्थ कर रहे होते हैं।

पूरी तरह सेकंड हैंड स्मोकिंग से बचना मुश्किल है; लेकिन हमेशा इससे बचने का प्रयास अवश्य करना चाहिए। आप रेस्टोरेंट, इमारतों के प्रवेश-द्वार पर

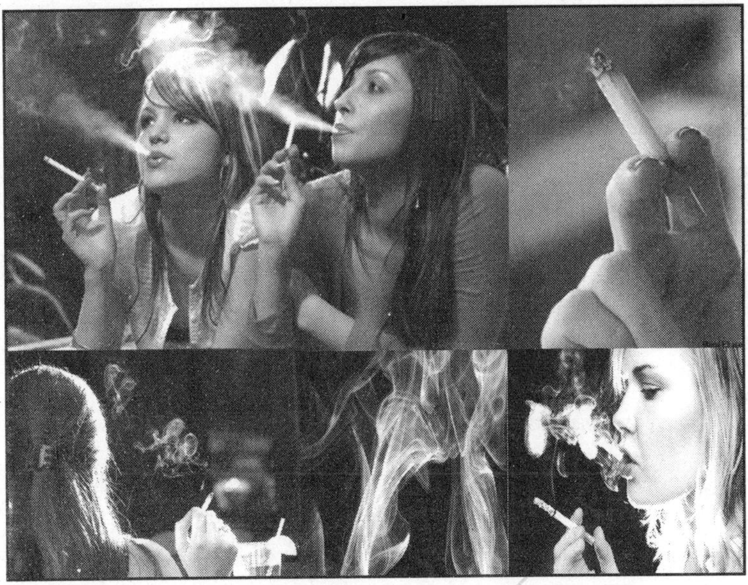

और कई दफ्तरों में सेकंड हैंड स्मोकिंग के शिकार हो सकते हैं। जब कोई व्यक्ति घर में धूम्रपान करता है तो घर में रहनेवाले सभी लोग सेकंड हैंड स्मोक को साँस द्वारा उदरस्थ करते हैं। कुछ बच्चे तो 'डे केयर सेंटर' में भी सेकंड हैंड स्मोक में साँस लेने को बाध्य होते हैं।

बच्चों, गर्भवती महिलाओं, बुजुर्गों और हृदय रोगियों को सेकंड हैंड स्मोक के प्रति खास तौर पर सावधान रहना चाहिए। कुछ समय के लिए भी सेकंड हैंड स्मोक के बीच रहने पर आपके स्वास्थ्य पर विपरीत प्रभाव पड़ सकता है। कुछ प्रभाव अस्थायी होते हैं, कुछ स्थायी।

सेकंड हैंड स्मोक को 'पर्यावरण में मौजूद तंबाकू-युक्त धुआँ' भी कहते हैं। इसमें वे सभी दूषित रासायनिक पदार्थ शामिल होते हैं और वे सभी रोग होते हैं, जिनका हम पीछे वर्णन कर चुके हैं।

सेकंड हैंड स्मोक से बच्चे ज्यादा प्रभावित होते हैं। वे ब्रेन ट्यूमर, अचानक मृत्यु, कान के संक्रमण, जुकाम, निमोनिया, ब्रोंकाइटिस और जानलेवा दमा के शिकार हो जाते हैं। सेकंड हैंड स्मोक के दुष्प्रभाव से बच्चों के फेफड़ों का विकास धीमा हो जाता है, जिससे वे फेफड़ों के गंभीर रोगों की गिरफ्त में आ जाते हैं।

सेकंड हैंड स्मोक की समस्या से बचने के लिए विभिन्न देशों की

सरकारों ने सार्वजनिक स्थानों, स्कूलों, अस्पतालों, हवाई अड्डों, स्टेशनों, बस अड्डों, सरकारी दफ्तरों आदि में धूम्रपान पर पाबंदी लगा दी है; लेकिन लोग चोरी-छिपे आज भी स्मोक का जहर उगलते रहते हैं, जिससे बचना कठिन हो जाता है।

सेकंड हैंड स्मोकिंग : कुछ तथ्य

- सेकंड हैंड स्मोक धूम्रपान न करनेवालों को खाँसी, बलगम, छाती की जकड़न और फेफड़ों की बीमारियों से जकड़ लेता है।
- दुनिया भर में करोड़ों बच्चे सेकंड हैंड स्मोक के कारण कई-कई बार छाती के संक्रमण के कारण अस्पतालों में भरती होते हैं।
- घर में सेकंड हैंड स्मोक के कारण बच्चे कान व फेफड़ों में संक्रमण से रोगी हो जाते हैं।
- सेकंड हैंड स्मोक के कारण दुनिया भर में लगभग 40 करोड़ बच्चे अस्थमा के रोगी हो जाते हैं। इनमें से लगभग 20 फीसदी इससे ज्यादा प्रभावित होते हैं।
- कई देशों ने सेकंड हैंड स्मोक को कैंसरजन्य वर्ग में रखा है।
- दुनिया भर में 200 करोड़ से अधिक 12 से 18 वर्ष के युवा ऐसे घरों में रहते हैं, जहाँ कम-से-कम परिवार का एक सदस्य बीड़ी-सिगरेट पीता है।
- संयुक्त राज्य अमेरिका में हुए एक अध्ययन में वहाँ के 50 से 75 फीसदी बच्चों के रक्त में निकोटिन का एक घटक कोटिनिन पाया गया है।

सेकंड हैंड स्मोकिंग की वजह से दुनिया के बहुत से देश परेशान हैं। शंघाई (चीन) के आधे किशोर सेकंड हैंड स्मोकिंग की गिरफ्त में हैं। चीन में कुल 54 करोड़ लोग सेकंड हैंड स्मोक से पीड़ित हैं, जिसमें से 18 करोड़ लोग 15 वर्ष से कम आयु के हैं।

- विश्व स्वास्थ्य संगठन के अनुसार, दुनिया भर में प्रति वर्ष 6 लाख से ज्यादा लोगों की सेकंड हैंड स्मोक के कारण मौत हो जाती है। वर्ष 2030 तक यह आँकड़ा बढ़कर 8 लाख हो जाएगा और 21वीं सदी में कुल 10 लाख लोग असमय मारे जाएँगे।

यह एक सच्चाई है कि अलग-अलग या खिड़कियों और रोशनदानों से

लैस होने पर भी स्मोकिंग क्षेत्र सेकंड हैंड स्मोक से सुरक्षा की गारंटी नहीं दे सकता। चाहे जितने रोशनदान बने हों और दरवाजे बंद हों, फिर भी सेकंड हैंड स्मोक स्मोकिंग क्षेत्र से नॉन-स्मोकिंग नेत्र की ओर चला जाता है। हवाओं को कोई कैद नहीं कर सकता। केवल शत-प्रतिशत स्मोक-फ्री पर्यावरण ही प्रभावी सुरक्षा प्रदान कर सकता है।

- भारत में 13 से 15 वर्ष के लगभग 40 फीसदी किशोर घर से बाहर सेकंड हैंड स्मोक से प्रभावित होते हैं।
- दुनिया भर के लगभग आधे बच्चे–लगभग 70 करोड़–नियमित रूप से सेकंड हैंड स्मोक से पीड़ित होकर अस्थमा और साँस की जटिल बीमारियों के शिकार बनते हैं।
- भारत, ग्वाटेमाला, थाईलैंड और जॉर्जिया समेत 21 देशों में हुए अध्ययनों में यह बात सामने आई है कि धूम्रपान करनेवालों के साथ रहनेवाली महिलाओं और बच्चों में खतरनाक स्तर तक तंबाकू संबंधी रोग पाए गए।

□

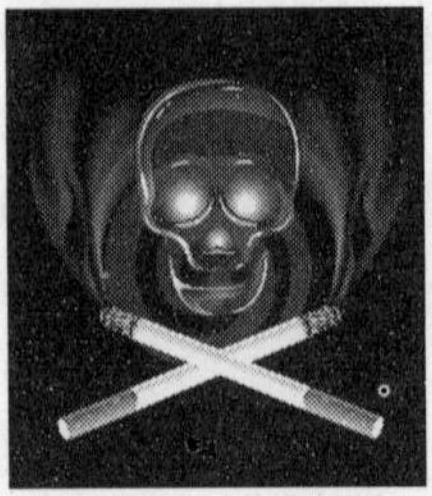

11

तंबाकू छोड़ने के लिए योग एवं यौगिक-क्रियाएँ

योग मानसिक विकारों को दूर करने में रामबाण ओषधि जैसा असर करता है। तंबाकू या धूम्रपान एक मानसिक विकार ही है, जिसे योग द्वारा नियंत्रित किया जा सकता है। आसन, प्राणायाम, मेडिटेशन और साँस लेने व छोड़ने की तकनीकों से तंबाकू की आदत को निस्संदेह छोड़ा जा सकता है।

यदि आपने तंबाकू को छोड़ने का संकल्प कर लिया है तो योग की इन तकनीकों को अपनाएँ। आपको निश्चित ही अपेक्षित लाभ होगा। इससे आप न केवल तंबाकू से छुटकारा पा लेंगे, बल्कि इससे शरीर पर अब तक पड़े दुष्प्रभाव को भी दूर कर सकेंगे। यह आपके फेफड़ों की क्षमता में सुधार लाएगा, साथ ही धूम्रपान और तंबाकू के खतरों को काफी हद तक कम कर देगा।

कैसे काम करता है योग

- योग धूम्रपानकर्ता में संकल्प और इच्छा-शक्ति जगाता है, जो तंबाकू छोड़ने की पहली सीढ़ी है।
- बहुत से लोग मनोवैज्ञानिक और भावनात्मक कारणों से धूम्रपान करते हैं। योग शरीर में इन दोनों अवस्थाओं को संतुलित करता है, जिससे इनसे उत्पन्न होनेवाले मानसिक विकार शांत हो जाते हैं।

- यह स्वास्थ्य के प्रति लोगों को सचेत करता है और लोग अपने शरीर को समझने लगते हैं। इस जागरूकता से आप यह जान जाते हैं कि आपको इस प्रकार के खतरनाक व विषैले पदार्थों की जरूरत नहीं है। फलतः आप स्वतः धूम्रपान व तंबाकू आदि छोड़ देते हैं और आपके आहार-व्यवहार में सुधार आने लगता है।
- योग की गहरी साँस भरने की क्रियाएँ धूम्रपान, तंबाकू आदि छोड़ने के दौरान उत्पन्न होनेवाले मानसिक आवेगों और गौण प्रभावों को शांत कर देती हैं। अन्य क्रियाएँ ऐसा जादुई असर नहीं डालतीं।
- योग की सहायता से तंबाकू छोड़ने पर शरीर का वजन भी नहीं बढ़ता, न कोई दूसरे गौण प्रभाव पड़ते हैं।

जल नेति

तंबाकू और धूम्रपान छोड़नेवालों के लिए जल नेति का अभ्यास बहुत प्रभावी है। यह अभ्यास किसी चमत्कार की तरह प्रभावी होता है। यह शारीरिक और मानसिक दोनों स्तरों पर लाभकारी है।

जल नेति का अभ्यास

प्रातः सूर्योदय से पहले उठकर दैनिक क्रियाओं से निबट लें। इसके बाद जिस नासा छिद्र से साँस चल रही हो, उसमें साफ पानी से भरे लोटे (टोंटीवाला

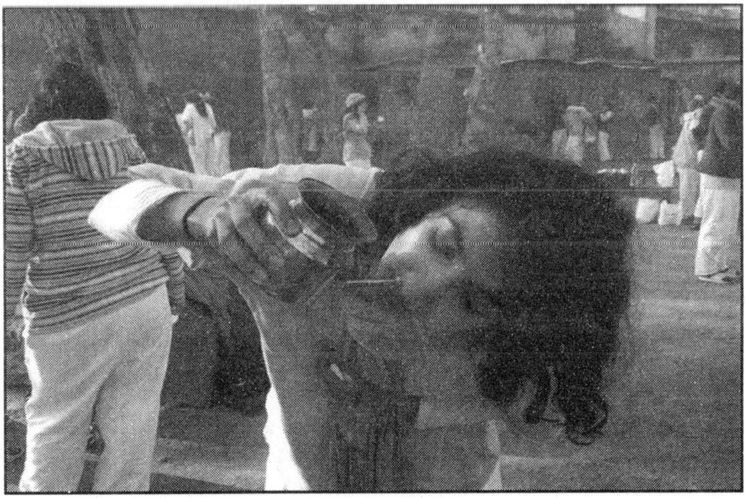

लोटा) की टोंटी लगाएँ। अब अपना सिर पीछे करके उस नाक से पानी खींचकर दूसरे नासा छिद्र से बाहर निकाल दें। यह अभ्यास दोनों नासा छिद्रों से शुरुआत में दो-चार बार करें, फिर अभ्यास बढ़ाते जाएँ। अभ्यस्त होने के बाद आप चुल्लू में जल भरकर भी नाक से खींचने लग जाएँगे। इस प्रकार पानी खींचने से थोड़ी सनसनाहट या गुदगुदाहट होगी, जो अभ्यास बढ़ने पर समाप्त हो जाएगी।

यह अभ्यास शुरुआत में किसी योग गुरु के सान्निध्य में सीख लें, फिर घर पर भी सहज रूप से किया जा सकता है।

जल नेति के लाभ

इस अभ्यास से तंबाकू, सिगरेट व अन्य मादक पदार्थों की लत से छुटकारा मिलता है, नेत्र ज्योति बढ़ती है और मानसिक विकार शांत होते हैं।

दीर्घ श्वास की क्रियाएँ

- शांत स्थान पर रीढ़ की हड्डी सीधी करके बैठ जाएँ। धीरे-धीरे गहरी साँस भीतर खींचें और नाक से धीरे-धीरे बाहर छोड़ दें।
- साँस छोड़ते समय धीरे-धीरे अपनी ठोड़ी को छाती से लगा लें और साँस खींचते समय ठोड़ी को धीरे-धीरे वापस ऊपर उठा लें।
- साँसों का यह अभ्यास पहले दिन तीन मिनट करें, फिर सामर्थ्यानुसार समय बढ़ाते जाएँ।

अभ्यास के दौरान यह कल्पना करें कि आपका तनाव, उलझनें, मानसिक समस्याएँ एवं शारीरिक विकार आपके हाथों व पैरों की उँगलियों से बाहर निकल रहे हैं और आप विकार-मुक्त होते जा रहे हैं।

यह अभ्यास दिन में नियमित तीन बार करें।

साँस लेने की विधि

किसी सोते शिशु को ध्यानपूर्वक देखें। जब वह साँस अंदर खींचता है तो उसका पेट पूरी तरह फूलकर उभर जाता है और साँस छोड़ देने पर पेट पूरी तरह पिचक जाता है। यही है साँस लेने का सही ढंग। इसी प्रकार पूरी साँस अंदर खींचें और सारी साँस बाहर छोड़ दें। ऐसा करने पर ही इस अभ्यास का अपेक्षित लाभ मिल पाता है।

प्राणायाम

तंबाकू एवं धूम्रपान आदि विकारों को प्राणायाम का आश्रय लेकर भी छोड़ा जा सकता है। प्राणायाम से न केवल इन विकारों को सरलतापूर्वक छोड़ा जा सकता है, बल्कि शरीर पर इनसे पड़े दुष्प्रभाव को भी समाप्त किया जा सकता है।

प्राणायाम का अभ्यास

सुविधाजनक आसन में बैठ जाएँ। आँखें बंद कर लें। आप लेट भी सकते हैं। लेकिन बैठकर करना बेहतर है। अगर आप बैठकर अभ्यास कर रहे हों तो मेरुदंड को सीधा रखें।

- धीरे-धीरे तीन गहरी साँसें लें और धीरे-धीरे छोड़ें। इससे आपका शरीर आराम की अवस्था में आ जाएगा।
- अब अपने दाएँ अँगूठे से दाएँ नासा छिद्र को बंद कर लें और बाएँ नासा छिद्र से लंबी व गहरी साँस खींचें।

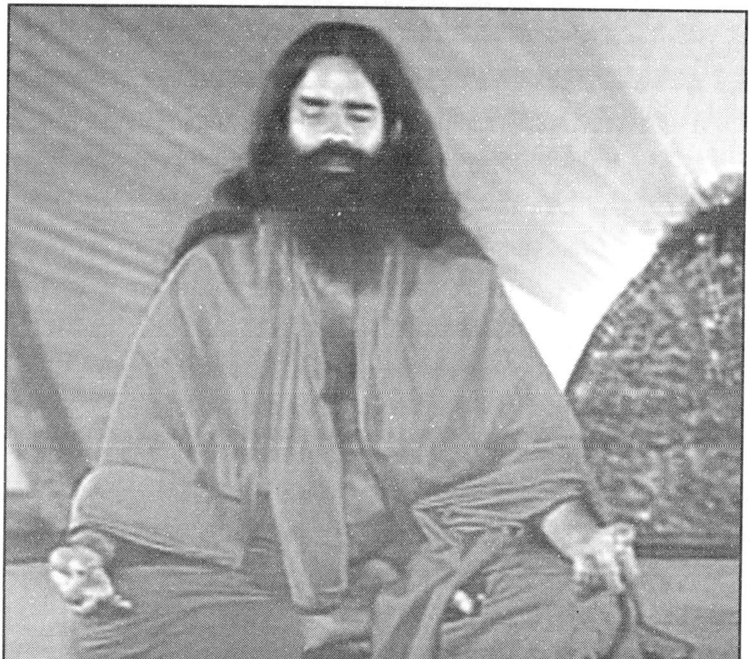

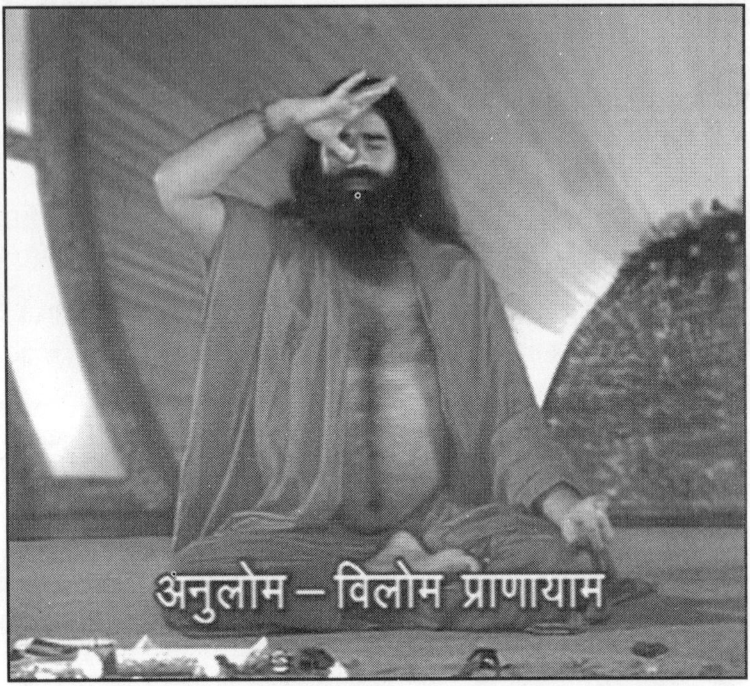

- साँस को उदर में जितनी देर आराम से रोक सकते हैं, रोके रहें।
- अब बाएँ नासा छिद्र को दाएँ हाथ की कनिष्ठिका (सबसे छोटी उँगली) से बंद कर लें और उदर में भरी साँस को केवल दाएँ नासा छिद्र से बाहर निकाल दें। अब साँस को बाहर जितनी देर आराम से रोक सकते हैं, रोके रहें। याद रखें, पूरी क्रिया आरामदायक ढंग से करें। जरा भी तनावग्रस्त न हों।

अब पुनः अपने दाएँ नासा छिद्र को बंद करें। बाएँ से साँस भीतर खींचकर अंदर रोकें।

अब पूर्ववत् अभ्यास करें। इस प्रकार आप केवल बाएँ नासा छिद्र से साँस अंदर खींच रहे हैं, साँस को भीतर रोक रहे हैं और केवल दाएँ नासा छिद्र से बाहर निकाल रहे हैं, बाहर साँस रोक रहे हैं और इस अभ्यास को दोहरा रहे हैं।

साँस खींचने की क्रिया को योग में 'पूरक', साँस भीतर रोकने की क्रिया को 'कुंभक' तथा साँस बाहर छोड़ने की क्रिया को 'रेचक' कहा जाता है। साँस बाहर ही रोके रखने की क्रिया 'शून्यक' कहलाती है।

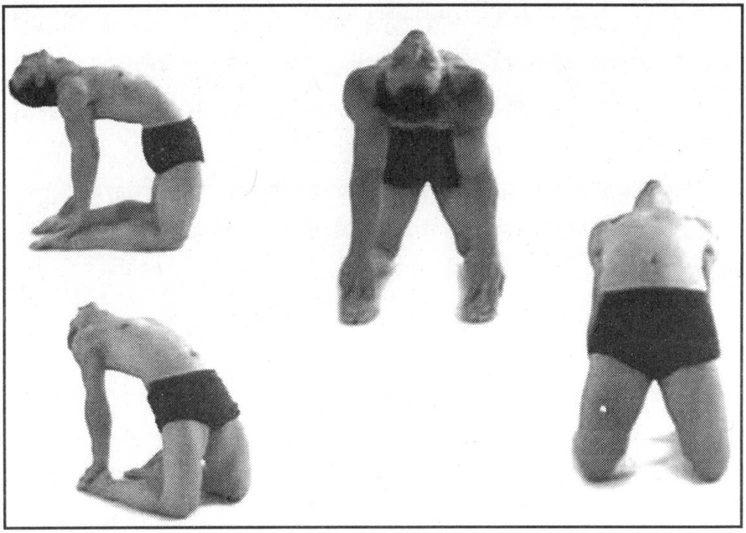

उष्ट्रासन

आप पूर्वोक्त प्राणायाम का अभ्यास 1 मिनट से 31 मिनट तक एक बैठक में कर सकते हैं।

योगासन

कुछ योगासन भी तंबाकू और धूम्रपान की आदतों से छुटकारा दिलाने में उपयोगी हैं। यहाँ हम कुछ प्रमुख आसनों का वर्णन कर रहे हैं–

उष्ट्रासन

- घुटने फर्श पर रखें, जाँघों एवं पैरों को जोड़ लें और जाँघों व पिंडलियों को मिलाकर बैठ जाएँ।
- हथेलियाँ नितंबों पर रखें और जाँघों को खींचें। मेरुदंड को पीछे की ओर घुमाएँ और अपनी छाती को खोलकर पसलियाँ फैलाएँ।
- साँस बाहर निकलकर दाईं हथेली दाईं एड़ी पर रखें और बाईं हथेली बाईं एड़ी पर। यदि संभव हो तो हथेलियों को पैरों के तलवों पर रख लें। इससे पैरों पर हथेलियों का दबाव पड़ता है।
- सिर पीछे कर लें। मेरुदंड को जाँघों की ओर दबाकर फर्श के लंबवत् रखें।

- गरदन को पीछे की ओर खींचे रहें।
- सामान्य साँस लेते हुए आधा मिनट इस स्थिति में रहें।
- एक-एक करके हाथ उठाएँ और उन्हें नितंबों पर टिका लें।
- फर्श पर बैठ जाएँ और कुछ देर सुस्ता लें।

यह अभ्यास तीन-चार बार या अपने सामर्थ्यानुसार करें। अच्छा यह होगा कि सभी आसनों को पहले योग गुरु की देखरेख में सीख लें, फिर घर पर अभ्यास करें।

धनुरासन

- पेट के बल फर्श पर सीधे लेट जाएँ।
- घुटनों को मोड़ें और टखनों को दोनों हाथों से पकड़ लें।
- साँस लेते हुए अपने घुटनों और ऊपरी शरीर को ऊपर की ओर तानें। ऊपरी शरीर को धनुष का आकार दे दें। इस स्थिति में सामान्य रूप से साँस लें। 10 से 30 सेकंड इसी स्थिति में रहें। सामर्थ्यानुसार यह आसन करें।

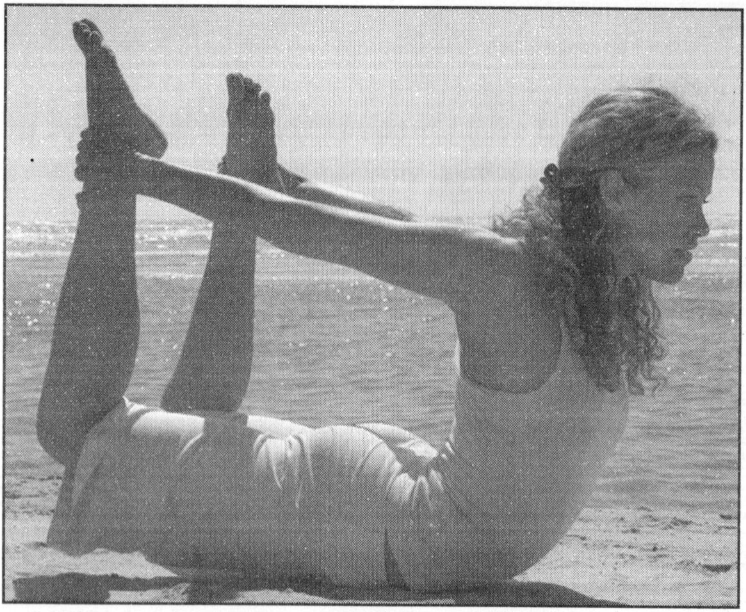

धनुरासन

शवासन

- पीठ के बल लेट जाएँ ओर दोनों पैरों में डेढ़ फीट का अंतर रखें। दोनों हाथों को शरीर से 6 इंच (15 सें.मी.) की दूरी पर रखें। हथेली की दिशा ऊपर की ओर होगी।
- सिर को सहारा देने के लिए तौलिया या किसी कपड़े को दोहरा करके सिर के नीचे रख सकते हैं। इस दौरान यह ध्यान रखें कि सिर सीधा रहे।
- शरीर को तनाव-रहित करने के लिए अपनी कमर और कंधों को व्यवस्थित कर लें। शरीर के सभी अंगों को ढीला छोड़ दें। आँखों को कोमलता से बंद कर लें। शवासन करने के दौरान किसी भी अंग को हिलाना-डुलाना नहीं है।
- आप अपनी सजगता (ध्यान) को साँस की ओर लगाएँ और उसे अधिक-से-अधिक लयबद्ध करने का प्रयास करें। गहरी साँस भरें और साँस छोड़ने हुए ऐसा अनुभव करें कि पूरा शरीर शिथिल होता जा रहा है। शरीर के सभी अंग शांत हो गए हैं।
- कुछ देर साँस की सजगता को बनाए रखें, आँखें बंद ही रखें और भ्रू-मध्य (भौंहों के मध्य स्थान पर) में एक ज्योति का प्रकाश देखने का प्रयास करें।
- यदि कोई विचार मन में आए तो उसे साक्षी भाव से देखें, उससे जुड़ें

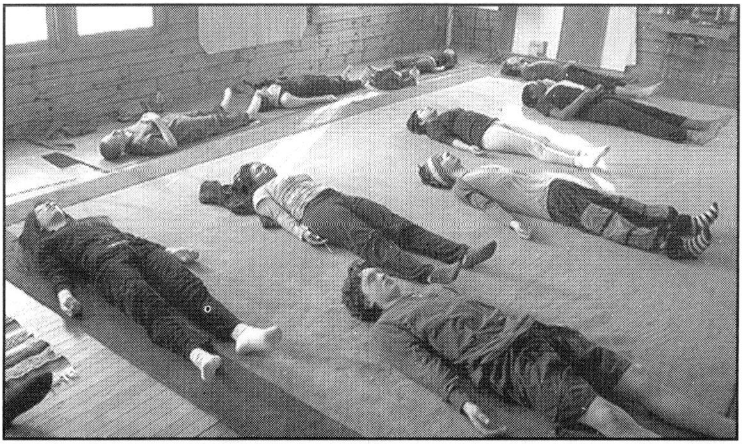

शवासन

नहीं। उसे देखते जाएँ और उसे जाने दें। कुछ ही पल में आप मानसिक रूप से भी शांत और तनाव-रहित हो जाएँगे।

- आँखें बंद रखते हुए इसी अवस्था में आप 10 से 1 (या 25 से 1) तक उलटी गिनती गिनें। उदाहरण के लिए, "मैं साँस ले रहा हूँ 10, मैं साँस छोड़ रहा हूँ 10, मैं साँस ले रहा हूँ 9, मैं साँस छोड़ रहा हूँ 9।" इस प्रकार शून्य तक गिनती को मन-ही-मन गिनें।
- यदि आपका मन भटक जाए और आप गिनती भूल जाएँ तो दोबारा उलटी गिनती आरंभ करें। साँस की सजगता के साथ गिनती करने से आपका मन थोड़ी देर में शांत हो जाएगा। यह अभ्यास 15 से 20 मिनट तक करें।

योगासनों से लाभ

उपर्युक्त सभी आसन नियमित रूप से करने पर तंबाकू और धूम्रपान की लत को छोड़ने में बहुत मदद मिलती है, मन एकाग्र होता है। मन पर नियंत्रण करना सहज हो जाता है। आप समझ सकते हैं, मन पर नियंत्रण होने पर आप उसे सहज ही विकारों से दूर रहने के लिए प्रेरित कर सकते हैं।

□

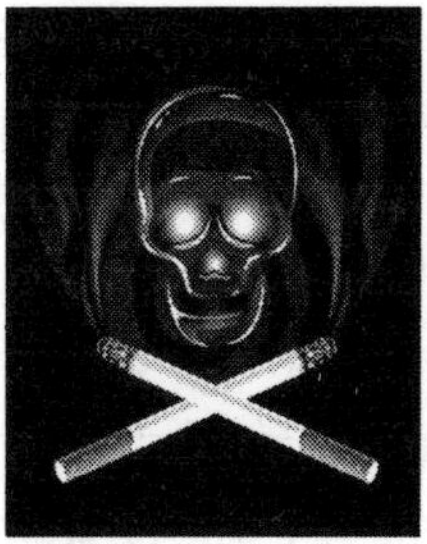

12

तंबाकू-विरोधी संस्थाएँ

भारत में 2 अक्तूबर, 2008 से राष्ट्रीय स्तर पर सरकारी दफ्तरों, रेस्टोरेंटों, होटलों, पबों, सार्वजनिक वाहनों (बस, ट्रेन, मेट्रो), हवाई अड्डों, रेलवे स्टेशनों, स्कूल-कॉलेजों, कैफे, थिएटरों और अन्य सार्वजनिक स्थानों पर धूम्रपान पर प्रतिबंध लगा दिया है। हालाँकि खुले स्थानों, सड़कों, पार्कों, घरों और कारों में धूम्रपान किया जा सकता है। रेस्टोरेंटों, बार और पबों में विशेष रूप से धूम्रपान के लिए बने स्थानों पर यद्यपि धूम्रपान करना वैध है। इस कानून का उल्लंघन करने पर 200 रुपए का जुर्माना किया जाता है। सन् 2007 में चंडीगढ़ देश का पहला 'धूम्रपान-मुक्त' शहर बना।

देश-विदेश में सैकड़ों ऐसी संस्थाएँ कार्यरत हैं, जो तंबाकू, सिगरेट, बीड़ी जैसी सामाजिक बुराइयों के प्रति लोगों को जागरूक करती हैं। ये संस्थाएँ स्थान-स्थान पर घूमकर लोगों को तंबाकू उत्पाद के विरुद्ध एकजुट करती हैं; नुक्कड़ नाटकों, पोस्टरों, बैनरों, स्लोगनों और कार्यशालाओं का आयोजन करके इस सामाजिक बुराई के प्रति लोगों को सचेत करती हैं। अनेक संस्थाएँ पुनर्वास कार्यक्रम भी चलाती हैं, जिनमें भाग लेकर लोग सहजता से तंबाकू उत्पादों के व्यसन से स्वयं को मुक्त कर सकते हैं।

इस अध्याय में देश-विदेश में कार्यरत कुछ प्रमुख तंबाकू-विरोधी संस्थाओं के नाम-पते दिए जा रहे हैं, ताकि पाठक वक्त-जरूरत इनका लाभ उठा सकें।

1. आशा रिहैबिलिटेशन सेंटर
58, गोरखा ट्रेनिंग सेंटर
हैपी वैली, शिलांग, मेघालय-793007

2. एथनकोटासन मुतामिझ काझागम
7-46 बी, नाडुवूरकाराई वेस्ट
ए.एम.के. हॉस्पिटल कैंपस
कन्याकुमारी-629252 (तमिलनाडु)
इ-मेल : athenkot2000@yahoo.com

3. बहुजन हिताय सोशल प्रोजेक्ट
पाटिल गली, चूना भट्ठी (पू.)
मुंबई-400022

4. बी हैपी फाउंडेशन
20, भोले अपार्टमेंट्स
17वीं रोड, खार (प.)
मुंबई-400052
इ-मेल : rajiv-behappy@gmail.com

5. दयासागर सोशल वेलफेयर सोसाइटी
टैगोर हाउस, क्रिश्चियन क्वार्टर्स
पश्चिमी चंपारण, बिहार-845438
इ-मेल : dayasagarbth@rediffmail.com

6. इंडियन मिशन फॉर चिल्ड्रन इन क्राइसिस
सूबेदार पालयम रोड, यशवंतपुर
बंगलुरु-560022
इ-मेल : indianmission.imcca@gmail.com

7. लिविंग फ्री फाउंडेशन
नरीमन एग्रो फार्म्स
मांडवा अलीबाग रोड
अलीबाग-402210 (महाराष्ट्र)
इ-मेल : livigjustfortoday@gmail.com

8. एम.एस. चेलुमुथु ट्रस्ट एंड रिसर्च फाउंडेशन
के.के. नगर

मदुरै-625022 (तमिलनाडु)
इ-मेल : info@msctrust.org

9. महात्मा जगदीश्वरानंद जीवन निर्माण ट्रस्ट
शास्त्री नगर, गाजियाबाद-202001
इ-मेल : nirogjeevan@gmail.com

10. ममता चेरिटेबल ट्रस्ट
रोड नं. 2, शक्तिगढ़
सिलीगुड़ी-734005 (पश्चिम बंगाल)
इ-मेल : mamta_charitable_trust@indiatimes.com

11. मिरेकल फाउंडेशन
पो.- कोठानूर, बंगलुरु-560077
इ-मेल : care@miraclefoundation.net

12. नसवाड़ी मंडल
लाल दरवाजा, अहमदाबाद-380001

13. नवजीवन ड्रग डिएडिक्शन सेंटर
द्वारा-एन.एस.पी., निकट बस स्टैंड
पुरी (उड़ीसा)

14. निजात
37-बी, आम बाग, गरही कैंट
देहरादून-248003 (उत्तराखंड)
इ-मेल : nijaat_rehab@yahoo.com.in

15. ओपियम डिएडिक्शन ट्रीटमेंट एंड रिसर्च ट्रस्ट
पो. मनाकलू, जोधपुर-342002

16. प्रोग्रेसिव देहली सोसाइटी
62/2, शीशराम पार्क, उत्तम नगर
दिल्ली-110059
इ-मेल : prograssive-society@rediffmail.com

17. पुनरजनी चेरिटेबल ट्रस्ट फॉर डिएडिक्शन ऐंड रिहैबिलिटेशन
पूमाला डैम रोड, एम.जी. कावू
त्रिशूर-680581 (केरल)

इ–मेल : punarjnipoomala@yahoo.com

18. रचनात्मक अभिगाम ट्रस्ट

मणिनगर, सेंट जेवियर स्कूल के सामने
अहमदाबाद–380008

19. रतिराम मेमोरियल सोशल डेवलपमेंट सोसाइटी

ई–56, कृष्णा विहार, आवास विकास–1,
नेपाली मंदिर के पास, कानपुर–208017
इ–मेल : rrmsosQ@yahoo.com

20. संकल्प रिहैबिलिटेशन ट्रस्ट

पहला माला, टोपीवाला म्यूनिसिपल स्कूल बिल्डिंग
टोपीवाला लेन, ग्रांट रोड (पू.)
मुंबई–400007
इ–मेल : sankalp.trust@gmail.com

21. सवेरा समाज कल्याण समिति

एन.एच.–2, कुमारदुबी, राजपुरा
धनबाद–826001
इ–मेल : saverango@rediffmail.com

22. सेवाधन फाउंडेशन

4, एवलॉन, पहला माला, कॉर्पोरेशन बैंक के सामने
107, सेंट सेबेस्टियन रोड, बांद्रा (प.)
मुंबई–400050
इ–मेल : clementinepinto@hotmail.com

23. शालिवाहन चैरिटेबल ट्रस्ट

हाउस नं. 6–26, इनावालू, वरदानपेट मंडल
वारंगल–506002 (आंध्र प्रदेश)

24. शरण

डब्ल्यू–127, ग्रेटर कैलाश–2
नई दिल्ली–110048
इ–मेल : sharanindia@vsnl.com

25. श्री साईं इंटरनेशनल चैरिटेबल ट्रस्ट (रजि.)

95, हरे कृष्ण बिल्डिंग

सेमपिजे रोड, मलेश्वरम्
बंगलुरु-560003 (कर्नाटक)
इ-मेल : info@araikeindia.org

26. स्ट्रीट हितकारिणी

लोकमान्य नगर कंपाउंड, कस्तूरबा गांधी मार्ग
दादर (पू.), मुंबई-400025
इ-मेल : shk 1964@hotmail.com

27. स्वास्थ्यम्

बोकारो स्टील सिटी, सेक्टर-8,
बोकारो-827008 (झारखंड)
इ-मेल : sankatmochan2002@rediffmail.com

28. द जेनिसिस फाउंडेशन

पूर्वापारा, लश्करपुर
दक्षिण 24 परगना-700153 (पश्चिम बंगाल)
इ-मेल : thegenesis2005@gmail.com

29. टर्निंग पॉइंट फाउंडेशन

ए-528, दयाल मार्केट, नरेला रोड
अलीपुर, दिल्ली-1100036

30. आत्मदर्शन एजुकेशन सोसाइटी (रजि.)

5235, मालवीय नगर, नई बस्ती
भटिंडा-151001 (पंजाब)
इ-मेल : jotshipk@gmail.com

31. क्रिश्चियन यूनिटी सेंटर

ए-ब्लॉक, टीचर्स क्वार्टर्स, ह्यूम हाई स्कूल,
भायखला (पू.), मुंबई

32. धन्वंतरि मेंटली रिटार्डेट एंड ड्रग एडिक्टर्स वेलफेयर एसोसिएशन

1217, कुमबम रोड
थेनी-625531 (तमिलनाडु)
इ-मेल : dhanvandhiri@yahoo.co.in

33. दिशा डिएडिक्शन कम रिहैबिलिटेशन सेंटर

बोरिंग केनाल रोड
पटना-800001 (बिहार)

34. गेट फिनसिक्योर्ड

राजीव गांधी म्यूनिसिपल मार्केट,
कोलकाता-732142
इ-मेल : getfinsecured@yahoo.com

35. लैब ऑफ गॉड चैरिटेबल ट्रस्ट

वेमपिलाई बिल्डिग, वेंगालूर,
थोडूपुजा-685584 (केरल)
इ-मेल : secretary@lambofgodtrust.org

36. शेल्टर डॉन बोस्को थेरैप्युटिक कम्युनिटी

राजू बाबा कॉलोनी, ओल्ड खंडाला रोड
लोनावला-410050 (महाराष्ट्र)
इ-मेल : info@shelterdonbosco.org

37. श्री शक्ति एसोसिएशन

बेल्लारी रोड, गुंटूर कॉलोनी
हरिहर-5777601 (कर्नाटक)
इ-मेल : srishakthi@indiatimes.com

38. द सेंटर फॉर मेंटल हाइजीन

एयरपोर्ट रोड, इंफाल-795001 (मणिपुर)
इ-मेल : cmhd1@nisd.gov.in

39. वॉइस ऑफ मैसेस

हाउस नं. 2723, भूतल, एम.आई.जी. सुपर प्लेट्स,
सेक्टर-70, मोहाली-160071 (पंजाब)
इ-मेल : voiceofmasses@gmail.com

40. वालेंटियरी हेल्थ एसोसिएशन ऑफ इंडिया

बी-40, कुतुब इंस्टीट्यूशनल एरिया
नई दिल्ली-110016
इ-मेल : vhai@vsnl.com

41. भारतीय तंबाकू विरोधी मोर्चा

हनुमान मंदिर, छोटी सातरोड
हिसार–125001 (हरियाणा)

42. गायत्री शक्तिपीठ वाटिका

गायत्री कुंज, आर्यनगर, मुरलीपुरा
जयपुर–302023
इ–मेल : vatika_trust@hotmail.com

43. बर्निंग ब्रेन सोसाइटी

जी.पी.ओ. बॉक्स 137,
सेक्टर 17, चंडीगढ़ 160017
वेब : www.burningbrain.org

विदेशी संस्थाएँ

1. एक्शन ऑन स्मोकिंग एंड हेल्थ

धूम्रपान न करनेवालों के अधिकारों की रक्षा करनेवाली एक गैर–लाभ प्राप्त ब्रिटिश संस्था।

वेब : www.ash.org

2. एयरस्पेस

इनडोर सार्वजनिक स्थानों को स्मोक–फ्री कराने के लिए एक कनाडाई संगठन।

वेब : www.airspace.ba.ca

3. अमेरिकन लीजेसी फाउंडेशन

किशोर एवं युवाओं को तंबाकू उत्पादों के विरुद्ध जागरूक करनेवाली एक प्रमुख संस्था।

वेब : www.americanlegace.org

4. अमेरिकंस फॉर नॉनस्मोकर्स राइट्स

सेकंड हैंड स्मोक और तंबाकू उत्पादों के प्रति लोगों को सचेत करनेवाला एक संगठन।

वेब : www.no-smok.org

5. ऐश ऑस्ट्रेलिया

तंबाकू–सिगरेट छोड़ने और इनसे फैलनेवाले रोगों के बारे में सलाह

देनेवाली संस्था। यह सेकंड हैंड स्मोक और तंबाकू उत्पादों के उपभोग संबंधी आँकड़े भी जुटाती है।

वेब : www.ashaust.org.au

6. **एशियन पैसिफिक पार्टनर्स फॉर एंपावरमेंट, एडवोकेसी एंड लीडरशिप (ए.पी.पी.ई.ए.एल.)**

एशियाई, अमेरिकी और प्रशांत द्वीपीय समुदायों को शिक्षित करके, सलाह देकर और नेतृत्व क्षमता विकसित करके तंबाकू छोड़ने के लिए प्रेरित करनेवाली संस्था।

वेब : www.appealcommunities.org

7. **चिल्ड्रन अपोज टू स्मोकिंग टोबैको (सी.ओ.एस.टी.)**

तंबाकू कंपनियाँ लाखों डॉलर खर्च करके बच्चों को सिगरेट-तंबाकू के जाल में फँसाने का कार्य कर रही हैं। उसके प्रति बच्चों को सचेत करनेवाली एक संस्था।

वेब : www.costkiosQ.org

8. **सिगरेट लाइटर**

शिक्षा और जागरूकता अभियान चलाकर सिगरेट का कचरा कम करने के लिए काम करनेवाला गैर-लाभ प्राप्त संगठन।

वेब : www.cigarettelitter.org

9. **फाउंडेशन फॉर ए स्मोक-फ्री अमेरिका**

तंबाकू-सिगरेट छुड़ाने के लिए कार्यरत एक प्रमुख अमेरिकी संस्था।

वेब : www.anti-smoking.org

10. **नेशनल सेंटर फॉर टोबैको फ्री किड्स**

बच्चों को तंबाकू और तंबाकू उत्पादों के विरुद्ध सचेत करनेवाली संस्था।

वेब : www.tobaccofreekiosQ.org

11. **स्मोक-फ्री फोर हेल्थ**

सेकंड हैंड स्मोक के विरुद्ध फ्लोरिडा (अमेरिका) में कार्यरत एक संस्था।

वेब : www.smokfreeforhealth.org

12. **द होल ट्रुथ**

तंबाकू-सिगरेट के विरुद्ध अभियान चलानेवाली एक संस्था।

वेब : www.wholetruth.org

13. **यूरोपियन नेटवर्क फॉर स्मोकिंग प्रिवेंशन**

तंबाकू नियंत्रण से संबद्ध संस्थाओं के बीच समन्वयक का काम करनेवाली एक संस्था।

वेब : www.ensp.org

□

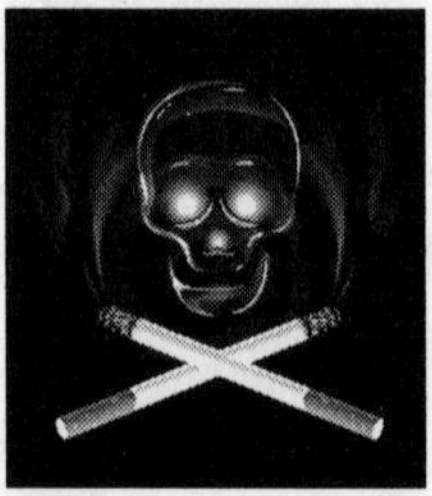

13

तंबाकू-विरोधी वेबसाइटें

तंबाकू को छोड़ने के इच्छुक लोग इस पुस्तक में बताई गई विधियों के अलावा इंटरनेट पर उपलब्ध वेबसाइटों की भी मदद ले सकते हैं। इन वेबसाइटों पर तंबाकू के दुष्प्रभावों, छोड़ने के तौर-तरीकों आदि के बारे में विस्तार से जानकारी मिल सकती है। इंटरनेट पर ऐसी सैकड़ों साइटें उपलब्ध हैं। कुछ चुनिंदा साइटें इस अध्याय में दी जा रही हैं–

1. www.tobacco.org

इंटरनेट पर तंबाकू के बारे में यह एक अच्छी वेबसाइट है। इसमें तंबाकू से जुड़े समाचार, उद्धरण, तंबाकू का इतिहास आदि दिया गया है।

2. www.tobaccofreekiosQ.org

किशोरों को समर्पित एक साइट, जिसमें तंबाकू-विरोधी सामग्री दी गई है।

3. http:èkèkkickbuttsday.org

इस साइट पर यह जानकारी दी गई है कि स्कूलों में तंबाकू-मुक्त दिवस कैसे मनाएँ।

4. www.ash.org

इसमें तंबाकू से उत्पन्न होनेवाले विभिन्न रोगों और कुप्रभावों की जानकारी दी गई है।

5. www.cdc.govèktobacco

इसमें धूम्रपान पर हुए अध्ययनों की जानकारी है।

6. www2.cdc.govèknccdphpèkoshèkstate

इसमें तंबाकू का इतिहास, रोकथाम, नियंत्रण इत्यादि की जानकारी है।

7. www.cdc.govèktobaccoèkindustrydocs

इसमें तंबाकू उद्योग से जुड़े दस्तावेज शामिल किए गए हैं।

8. www.americanlegacy.org

इसमें तंबाकू के इस्तेमाल, इसकी व्यापकता के साथ-साथ इसके इस्तेमाल से बचने की विधियाँ दी गई हैं।

9. www.thetruth.com

इसमें तंबाकू कंपनियों के अभियानों की सच्चाई पर प्रकाश डाला गया है। साथ ही कई टी.वी. विज्ञापन भी देखे जा सकते हैं।

10. http:èkèktobaccowall.ucsf.eduèklinks.html

इसमें तंबाकू से जुड़े तथ्य, प्रकाशन, ऐतिहासिक जानकारी आदि दी गई है। इसमें तंबाकू नियंत्रक संगठनों की सूची भी दी गई है।

11. www.notobacco.org

किशोरों के लिए तंबाकू के विरुद्ध एक बढ़िया साइट।

12. www.tobaccofree.org

इसमें प्रेरक बातचीत, धूम्रपान छोड़ने की विधियाँ और संदेश शामिल हैं।

13. www.quit4life.com

इसमें तंबाकू छोड़ने की विधियाँ, स्वास्थ्य आँकड़े और तंबाकू पर अन्य जानकारियाँ दी गई हैं।

14. www.tobaccofacts.org

इसमें तंबाकू से संबंधित ढेर सारी उपयोगी जानकारी है।

15. www.buttout.net

इसमें धूम्रपानकर्ताओं का एक मंच है और तंबाकू के विज्ञापन व प्रचार अभियानों के विरुद्ध सामग्री है।

16. www.tobaccofreezone.com

इसमें तंबाकू शिक्षा परियोजना और आँकड़े, समाचार तथा धूम्रपान छोड़ने के लिए उपयोगी लिंक मौजूद हैं।

17. www.smokefreemovies.ucsf.edu

इस वेबसाइट में तंबाकू उद्योग और फिल्म उद्योग के बीच की साँठ-गाँठ के बारे में जानकारी है। साथ ही इसमें लेख, उद्धरण, लिंक, समाचार

और आँकड़े भी दिए गए हैं।

18. www.costkiosQ.orgèktargetingkiosQèkmovies.htm

यह वेबसाइट उन पत्रिकाओं के बारे में बताती है, जो तंबाकू विज्ञापनों को स्वीकार करती हैं और उन मूवी स्टूडियो की जानकारी देती है, जो फिल्मों में धूम्रपान को बढ़ावा देते हैं।

19. www.thestink.org

तंबाकू के नियंत्रण और रोकथाम को समर्पित एक वेबसाइट।

□

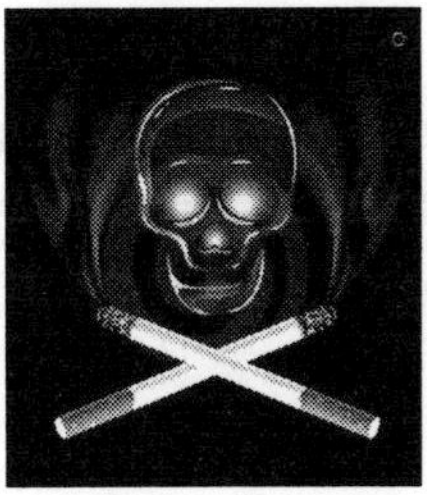

14

तंबाकू-मुक्ति अभियान में सहभागी बनें

सुनने में यह अविश्वसनीय-सा लगे, लेकिन यह सत्य है कि सरकार को जितना राजस्व तंबाकू से मिलता है, उससे कहीं ज्यादा व्यय तंबाकू-जनित रोगों एवं व्याधियों के इलाज में खर्च हो जाता है। तंबाकू व्यापार में चीन और जापान आदि देशों में सरकारें स्वयं भागीदार हैं, इसलिए यह आश्चर्य का विषय नहीं है कि इन देशों में तंबाकू पर कितना नियंत्रण लग पाएगा।

लेकिन लोग तंबाकू के दुष्प्रभाव जानने के बाद भी उसका सेवन क्यों करते हैं?

- यह अविश्वसनीय-सा लगे, पर शाश्वत सत्य है कि आम जनमानस तथा अनेक डॉक्टर तक तंबाकू के कुप्रभावों के बारे में पूरी तरह नहीं जानते।
- हिरोशिमा हादसे में लगभग 3 लाख लोग मौत के शिकार बने थे, तंबाकू से इसके 14 गुना अधिक लोग हर वर्ष मर रहे हैं और कोई ठोस विरोध नहीं। कोई सख्ती से आवाज क्यों नहीं उठाता?
- तंबाकू खाने से रोज 5 टाइटैनिक जहाज डूब रहे हैं, यानी टाइटैनिक में 11,000 लोग मरे थे, तंबाकू से रोज 55,000 लोग मर रहे हैं।
- तंबाकू उत्पादों को शान, उमंग और उत्साह की वस्तु बताकर तंबाकू

कंपनियाँ किशोरों को जर्जर बना रही हैं।

इस प्रकार, आप समझ सकते हैं कि तंबाकू और इसके उत्पाद समाज के लिए कितने घातक हैं। समाज को इनके दोषों के प्रति प्रेरित करने के लिए आप भी तंबाकू-मुक्ति अभियान में भागीदारी कर सकते हैं।

आपका सबसे बड़ा सहयोग

यदि आप बीड़ी, सिगरेट, तंबाकू आदि का सेवन करते हैं तो संकल्प

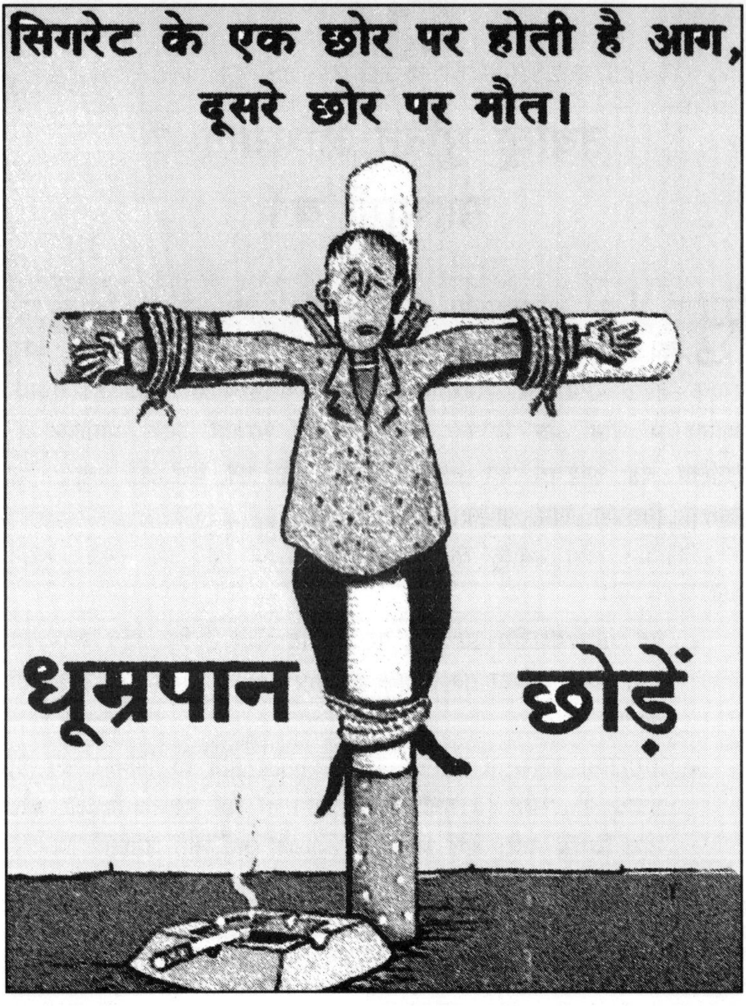

लीजिए कि इसे आज और अभी से छोड़ देंगे और परिवार में भी किसी व्यक्ति को इस व्यसन में नहीं फँसने देंगे।

यदि आप तंबाकू का सेवन नहीं करते हैं तो आगे कभी इसमें नहीं फँसेंगे। घर, दफ्तर, मुहल्ले, रिश्तेदारी आदि में जो भी तंबाकू के व्यसन में डूबे हों, उन्हें इसके प्रति सचेत करें। उन्हें इस पुस्तक की प्रतियाँ बाँटें। यह एक अनमोल समाज-सेवा होगी।

- किसी भी तंबाकू-विरोधी संस्था के साथ जुड़कर तंबाकू के विरुद्ध प्रचार-प्रसार कीजिए।
- गाँव-गाँव, विद्यालय-विद्यालय जाकर किशोरों को इससे दूर रहने के लिए जागरूक कीजिए। किशोर नासमझी में तंबाकू उत्पादों की ओर शीघ्र ही आकृष्ट हो जाते हैं, इसलिए अपने सामाजिक कार्य की शुरुआत यहीं से कीजिए।
- यदि आप तंबाकू-मुक्ति अभियान में व्यक्तिगत रूप से शामिल नहीं हो सकते हैं तो ऐसी संस्थाओं को आर्थिक मदद पहुँचाकर या अपने इलाके में तंबाकू-विरोधी कार्यक्रम प्रायोजित करके सहयोग और भागीदारी कर सकते हैं।
- आप तंबाकू-विरोधी परचे छपवाकर गली-मुहल्लों में बँटवा सकते हैं।
- आप इस पुस्तक का सार-संक्षेप लेकर 8-10 पृष्ठ की पत्रिकाएँ छपवाकर बँटवा सकते हैं।
- तंबाकू-सिगरेट के कुप्रभावों की जानकारी सहित नए साल पर कैलेंडर छपवाकर बँटवा सकते हैं। इन्हें किसी तंबाकू-विरोधी संस्था के माध्यम से भी जन-जन तक पहुँचा सकते हैं।
- पॉकेट साइज कैलेंडर, की-रिंग, पेन, पेंसिलों, खिलौनों, स्टीकरों आदि पर तंबाकू-विरोधी स्लोगन छपवाकर बँटवाए जा सकते हैं।
- इंटरनेट साइट बनाकर लोगों को तंबाकू उत्पादों के विरुद्ध जागरूक किया जा सकता है। फेसबुक, ट्विटर आदि पर ब्लॉगिंग के जरिए तंबाकू-विरोधी अभियान से लाखों लोगों को जोड़ा जा सकता है।
- स्कूल-कॉलेजों में तंबाकू के विरुद्ध निबंध प्रतियोगिताएँ आयोजित करके युवाओं को इसके विरुद्ध सचेत किया जा सकता है।
- रैलियाँ व जुलूस आदि निकालकर तंबाकू के विरुद्ध बड़ा जनमत खड़ा किया जा सकता है।

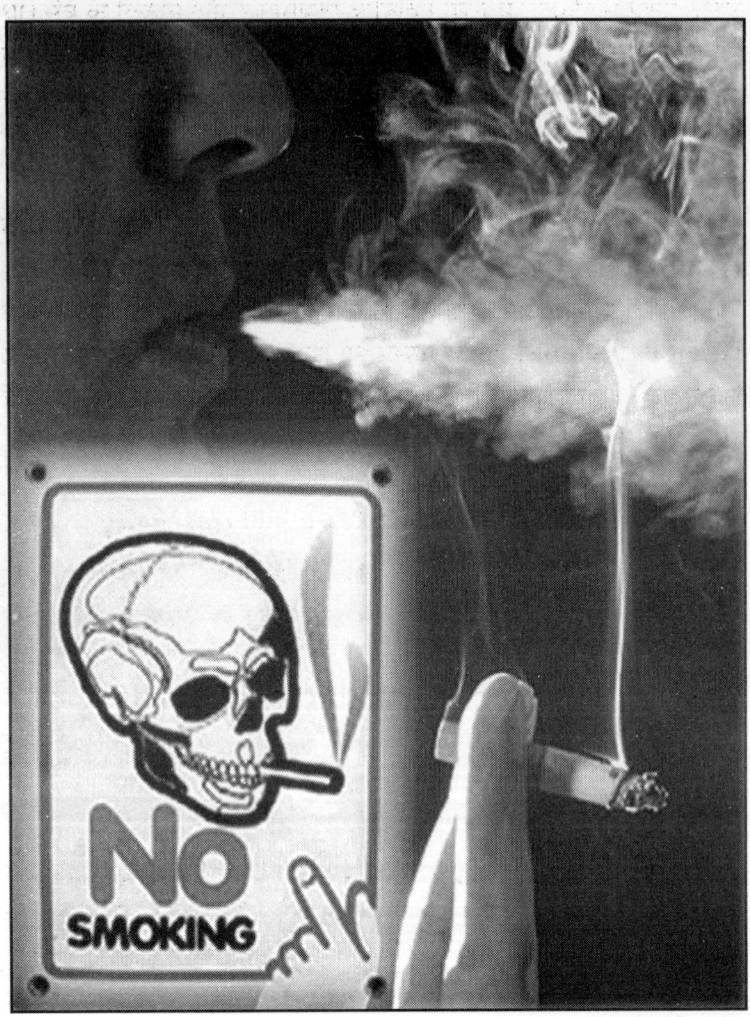

- सप्ताह में एक दिन अपने कुछ साथियों के साथ मिलकर घर-घर जाएँ और तंबाकू के विरुद्ध हस्ताक्षर अभियान चलाएँ। यह अभियान आगे चलकर बड़ा जनमत तैयार कर सकता है।

सरकार भी तंबाकू के विरुद्ध अभियानों की समर्थक है। देश के पूर्व स्वास्थ्य मंत्री ने तंबाकू उत्पादों को नियंत्रित करने की दिशा में काफी सकारात्मक प्रयास किए।

- याद रखें, यदि आपके प्रयास से एक भी व्यक्ति तंबाकू की लत छोड़ता है तो इससे देश के 2 से 3 लाख रुपए वार्षिक की बचत होगी।

तंबाकू-विरोधी कुछ नारे

बड़े-बड़े भाषण और मोटी-मोटी किताबें जो काम नहीं कर सकतीं, कुछ शब्दों के नारे वह काम कर जाते हैं। नीचे कुछ नारे दिए गए हैं, जो तंबाकू-विरोधी अभियान में आपके साथी-सहयोगी बन सकते हैं–

- सिगरेट के एक छोर पर होती है आग, दूसरे छोर पर मौत।
- सिगरेट और तंबाकू मूर्खों की हत्यारिनें हैं।
- कृपया खूब तंबाकू खाएँ, क्योंकि हमारे देश की आबादी बहुत ज्यादा है।
- धूम्रपान न करें, मरने के और भी तरीके हैं।
- सिगरेट छोड़ें, रोग भगाएँ, दुनिया को खुशहाल बनाएँ।
- दम न मारो, दम निकल जाएगा।
- तंबाकू छोड़ें, जीवन से नाता जोड़ें।

□

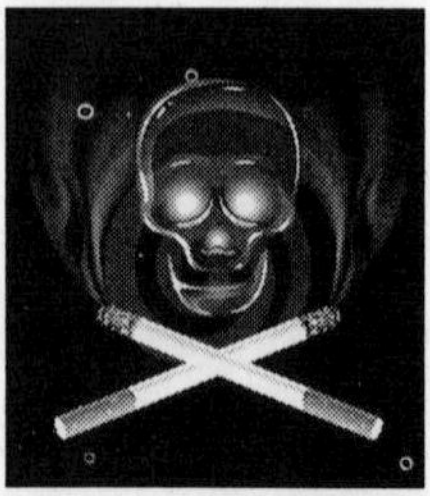

15

भारत में तंबाकू नियंत्रण

भारत में जब से तंबाकू की पैदावार आरंभ हुई है, तभी से यह मुसीबत भी बना हुआ है। लाखों लोग तंबाकू खाते हैं और तंबाकुई रोगों से रोज मरते हैं। वे इस मौत को खरीदकर गले लगाते हैं। आखिरकार सन् 1975 में सरकार के कान पर जूँ रेंगी। उसने सिगरेट अधिनियम बनाया।

- सिगरेट अधिनियम 1975 ने सिगरेट की डिब्बियों पर स्वास्थ्य चेतावनियाँ छापना अनिवार्य बना दिया।
- सन् 1980 में केंद्र और कई राज्य सरकारों ने तंबाकू के व्यापार पर कई प्रतिबंध लगा दिए और तंबाकू पर नियंत्रण के लिए व्यापक कानून बनाए।
- सन् 1990 में केंद्र सरकार ने सार्वजनिक स्थानों पर धूम्रपान पर प्रतिबंध के लिए दिशा-निर्देश जारी किए। राष्ट्रीय रेडियो और टेलीविजन पर तंबाकू के विज्ञापनों पर रोक लगा दी तथा गुटखों, खैनी आदि के पैकेटों पर स्वास्थ्य चेतावनियाँ लिखनी अनिवार्य कर दीं।
- सन् 1995 में संसदीय समिति ने मौजूदा सिगरेट अधिनियम की समीक्षा की और सख्त प्रावधानों की सिफारिश की। स्वास्थ्य और परिवार कल्याण मंत्रालय ने तंबाकू के इस्तेमाल की आर्थिक समीक्षा के लिए एक विशेषज्ञ समिति बनाई।
- रेल मंत्रालय ने सन् 1999 में रेलवे प्लेटफॉर्मों और ट्रेनों में बीड़ी-सिगरेट की बिक्री पर रोक लगा दी।

- सन् 2000 में केंद्र सरकार ने केबल टी.वी. पर तंबाकू के विज्ञापनों पर रोक लगा दी।
- सन् 2001 में रेल मंत्रालय ने रेलवे स्टेशनों, उसके आसपास, आरक्षण केंद्रों और ट्रेनों के भीतर तंबाकू-गुटखों की बिक्री पर रोक लगा दी।
- इसी वर्ष राष्ट्रीय मानवाधिकार आयोग ने मानवाधिकारों की रक्षार्थ तंबाकू नियंत्रण पर आवश्यक प्रतिबंध लगाने की वकालत की।
- वर्ष 2001-03 में तमिलनाडु, केरल, आंध्र प्रदेश, महाराष्ट्र, बिहार, गोवा और मध्य प्रदेश में खाद्य अपमिश्रण निवारक अधिनियम के अंतर्गत गुटखा और पान मसाले के उत्पादन व बिक्री पर रोक लगा दी।
- सन् 2003 में केंद्र सरकार ने सिगरेट और अन्य तंबाकू उत्पाद अधिनियम (कोटपा) पारित किया, जो सभी तंबाकू उत्पादों पर लागू था। इसके द्वारा केंद्र और राज्य स्तर पर कानून भी अधिसूचित किया जा सकता था।

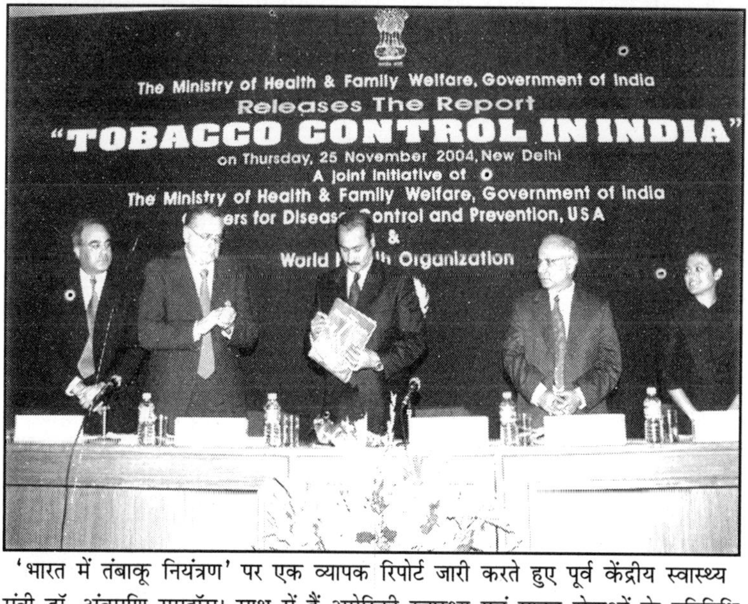

'भारत में तंबाकू नियंत्रण' पर एक व्यापक रिपोर्ट जारी करते हुए पूर्व केंद्रीय स्वास्थ्य मंत्री डॉ. अंबुमणि रामदॉस। साथ में हैं अमेरिकी स्वास्थ्य एवं मानव सेवाओं के प्रतिनिधि डॉ. अल्ताफ अहमद लाल, भारत में विश्व स्वास्थ्य संगठन के प्रतिनिधि डॉ. एस.जे. हबीब, स्वास्थ्य सचिव जे.वी.आर. प्रसाद राव और अमेरिकी रोग नियंत्रण एवं रोकथाम केंद्र की सह-निदेशिका डॉ. समीरा आसमा।

वर्ष 2007-08 में स्वास्थ्य और परिवार कल्याण मंत्रालय ने राष्ट्रीय तंबाकू नियंत्रण कार्यक्रम आरंभ किया। इसके अंतर्गत देश के 9 राज्यों के 18 जिलों में यह कार्यक्रम लागू किया गया, जिसे वर्ष 2008 में 21 राज्यों के 42 जिलों तक फैला दिया गया। इसके अंतर्गत ये कदम उठाए गए–

- राज्य तंबाकू नियंत्रण इकाइयों की स्थापना।
- तंबाकू-विरोधी अभियानों के लिए अधिकारियों का प्रशिक्षण एवं क्षमता विकास।
- तंबाकू नियंत्रण कानूनों की निगरानी और कार्यान्वयन।
- मीडिया अभियान आयोजित करना।
- स्कूल स्वास्थ्य एवं जागरूकता कार्यक्रम।
- राष्ट्रीय स्तर पर जन-जागरण अभियान।
- तंबाकू उत्पादों की जाँच के लिए प्रयोगशालाओं की स्थापना।
- अनुसंधान और प्रशिक्षण।
- वयस्कों में तंबाकू की आदत के बारे में अध्ययन, निगरानी और मूल्यांकन।
- राष्ट्रीय नियामक प्राधिकरण की स्थापना।

धूम्रपान-मुक्त भारत

2 अक्तूबर, 2008 से पूरे देश में सिगरेट और तंबाकू उत्पाद अधिनियम (कोटपा) की धारा 4 लागू हो गई, जिसके तहत सभी सार्वजनिक स्थानों और दफ्तरों में धूम्रपान पर प्रतिबंध प्रभावी हो गया। इसके अंतर्गत दफ्तरों, हवाई अड्डों, अस्पताल, शिक्षा संस्थान, पुस्तकालय, होटल, रेस्टोरेंट, बार, सार्वजनिक वाहन, शॉपिंग मॉल, सिनेमा हॉल, बैंक आदि सार्वजनिक स्थानों पर धूम्रपान करना दंडनीय हो गया है। इस अधिनियम में यह भी जोड़ा गया है कि–

- सभी सार्वजनिक स्थानों के प्रत्येक तल पर 'धूम्रपान वर्जित है–धूम्रपान एक दंडनीय अपराध है' के बोर्ड लगाने अनिवार्य हैं।
- जिन होटलों में 30 या अधिक लोगों के बैठने की क्षमता हो, वहाँ धूम्रपान-रहित क्षेत्र अलग-अलग बनाए जाएँ।
- इस कानून का उल्लंघन करने पर 200 रुपए तक के जुरमाने का प्रावधान है।

सभी तंबाकू उत्पादों पर 31 मई, 2009 से चित्र सहित स्वास्थ्य

चेतावनियाँ छापनी अनिवार्य कर दी गई हैं। 6 मई, 2009 को सर्वोच्च न्यायालय ने आदेश पारित किया कि सभी तंबाकू उत्पादों पर चित्र सहित स्वास्थ्य चेतावनियाँ छापी जाएँ।

वैकल्पिक खेती

वर्ष 2008 में स्वास्थ्य एवं परिवार कल्याण मंत्रालय ने केंद्रीय तंबाकू अनुसंधान संस्थान, राजामुंदरी के साथ मिलकर बीड़ी और तंबाकू के स्थान पर वैकल्पिक खेती के लिए एक मार्गदर्शी परियोजना की शुरुआत की। ये परियोजनाएँ नांदयाल (आंध्र प्रदेश), आणंद (गुजरात), निपानी (कर्नाटक), वेदासंदूर (तमिलनाडु) और दिनहाता (पश्चिम बंगाल) में चल रही हैं।

वैकल्पिक रोजगार

श्रम मंत्रालय ने बीड़ी कामगारों के लिए बंगलुरु, कंगेरी, नागपुर, अजमेर, सोलापुर, मुर्शिदाबाद, कोलकाता, करीमनगर, हैदराबाद, इंदौर, जबलपुर, कोटा, बूँदी, टोंक, ब्यावर, करौली और नसीराबाद में कुशलता-आधारित व्यावसायिक प्रशिक्षण के लिए एक मार्गदर्शी कार्यक्रम आरंभ किया है। बीड़ी उद्योग से जुड़ी महिलाओं और बच्चों के लिए भी महाराष्ट्र, उड़ीसा, पश्चिम बंगाल, बिहार, झारखंड, तमिलनाडु और गुजरात में वैकल्पिक व्यावसायिक प्रशिक्षण आरंभ किया गया है।

निष्कर्ष

इतने सरकारी व गैर-सरकारी प्रयासों के बाद भी भारत में तंबाकू, बीड़ी-सिगरेट, खैनी, जरदा इत्यादि तंबाकू उत्पादों का इस्तेमाल करनेवालों की संख्या लगातार बढ़ रही है। इसको लोगों ने संतुष्टिकारक वस्तुएँ मान लिया है।

अमेरिका में बननेवाली ज्यादातर सिगरेटें विभिन्न विकासशील देशों में खप रही हैं। वहाँ सरकारी सख्त नीतियों के चलते धूम्रपान करनेवालों की संख्या तेजी से घट रही है। यह बड़े आश्चर्य की बात है कि अमेरिका में सबसे ज्यादा सिगरेटें बनती हैं और सबसे कम (जनसंख्या की 25.5 फीसदी दर) पी जाती हैं।

अमेरिकी कंपनियाँ प्रतिवर्ष 25 करोड़ रुपए की सिगरेटें विकासशील देशों में मुफ्त में बाँटती हैं। ये सिगरेटें ज्यादातर किशोरों और युवाओं में बाँटी जाती

हैं, क्योंकि भविष्य में ये ही उनके खरीदकर पीनेवाले ग्राहक बन जाते हैं।

युवा और किशोर प्रयोग करने के लिए सहज ही आकर्षित हो जाते हैं और जब उन्हें सिगरेटें मुफ्त में मिलती हैं तो प्रयोग और भी आनंददायक बन जाता है। ज्यादातर युवा फिल्मों, विज्ञापनों एवं पोस्टरों में अपने चहेते सितारों को सिगरेट पीते देखते हैं और उनके जैसे बनने के लिए उनका अनुकरण करने लगते हैं। वे मानते हैं कि सिगरेट पीकर वे उनकी तरह सफल बन सकते हैं।

लखनऊ में नौवीं कक्षा के कुछ छात्रों से 'विल्स ट्रॉफी क्रिकेट मैच' के बाद कुछ प्रश्न पूछे गए तो चिंताजनक नतीजे निकलकर सामने आए। 84 फीसदी छात्रों को भरोसा था कि कपिल देव, सचिन तेंदुलकर, सुनील गावस्कर चूँकि सिगरेट पीते हैं, इसलिए अच्छा खेलते हैं। जबकि सच्चाई यह है कि इनमें से कोई धूम्रपान नहीं करता।

इस प्रकार भारत में तंबाकू नियंत्रण की सच्चाई का आईना नजर आ जाता है। आँकड़े दरशाते हैं कि सरकार को तंबाकू उद्योग से जितना राजस्व अर्जित होता है, उससे कहीं ज्यादा धन तंबाकू से होनेवाले रोगों और कैंसर पर खर्च हो जाता है। अत: यह हो सकता है कि सरकार तंबाकू उद्योग को क्रमश: पूरी तरह से बंद करके तंबाकू रोगों पर होनेवाले खर्च को तंबाकू उद्योग से जुड़े लोगों के पुनर्वास पर लगाए। इस प्रकार तंबाकू से भी छुटकारा मिल जाएगा और तंबाकू से जुड़े बेरोजगारों को रोजगार भी मिल जाएगा।

□

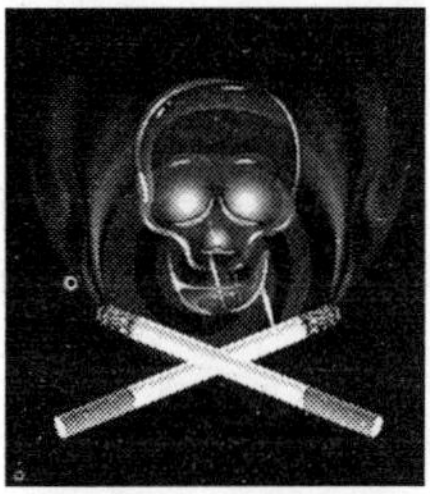

16

सार-संक्षेप

अब तक आप तंबाकू के कुप्रभावों के बारे में विस्तार से जान चुके हैं। इस अध्याय में एक बार फिर से तंबाकू के कुप्रभावों के बारे में हम संक्षेप में चर्चा करेंगे, ताकि इन बातों को आप अच्छी तरह से मन में बिठा लें।

जैसा कि आप भली-भाँति जानते हैं, निकोटिन नामक विषैला रसायन तंबाकू का मुख्य घटक होता है।

- दो-तीन बूँद शुद्ध निकोटिन गटक लेने पर आदमी की मौत हो सकती है।
- बीड़ी-सिगरेट पीने से दुनिया भर में लगभग 16 करोड़ श्रम-दिवसों का नुकसान होता है।
- लाखों एकड़ उपजाऊ भूमि पर तंबाकू की खेती होती है और लाखों लोग भूखों मरते हैं।

धूम्रपान के कुप्रभाव

धूम्रपान या तंबाकू सेवन के कुप्रभाव व्यक्ति-व्यक्ति पर अलग-अलग होते हैं। ये लिंग, स्वास्थ्य, खान-पान, काम करने के माहौल आदि पर निर्भर करते हैं।

तात्कालिक प्रभाव

- रक्तचाप बढ़ना,
- दिल की धड़कनें बढ़ना,
- अम्लपित्त की शिकायत,

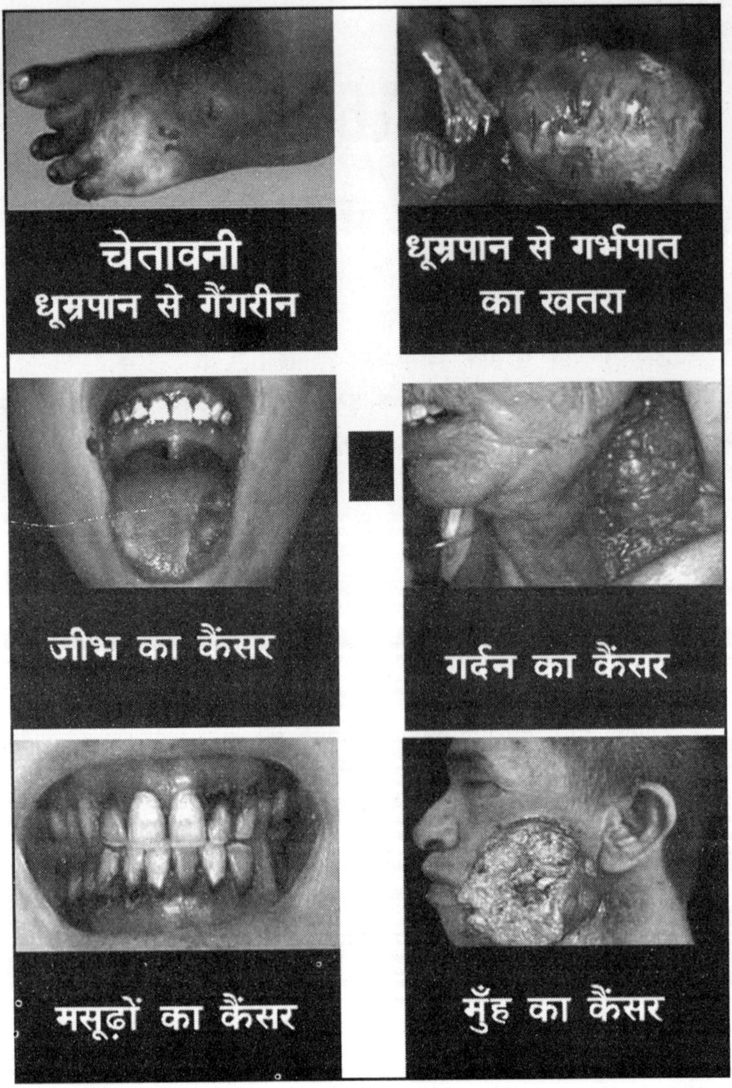

- मूत्र कम आना,
- भूख मर जाना,
- मुँह का स्वाद बिगड़ जाना,
- सूँघने की शक्ति कम होना,
- दिमाग व तंत्रिका-तंत्र सक्रिय होने के बाद मंद पड़ जाना,
- रक्त-प्रवाह धीमा पड़ जाना,
- चक्कर आना,
- मितली की शिकायत,
- आँखों में पानी आना।

दीर्घकालिक प्रभाव

- साँस लेने में परेशानी।
- खाँसी।
- उँगलियों और दाँतों पर स्थायी भद्दे निशान।
- पार्किंसस रोग का खतरा।
- त्वचा पर झुर्रियाँ, धारियाँ और खुश्की आना।
- असमय बुढ़ापा।
- रक्तवाहिकाओं का सँकरा, अवरुद्ध या सख्त होना, खासकर दिल और पैरों के आस-पास।
- स्त्रियों में प्रजनन क्षमता में कमी, बाँझपन, देर से बच्चा होना।
- पेट में फोड़ों का खतरा बढ़ना।
- श्वसन-तंत्र में संक्रमण का खतरा—जुकाम, निमोनिया, छाती में जकड़न इत्यादि।
- फेफड़ों के अनेक रोग—कैंसर आदि होना।
- हार्ट अटैक का खतरा बढ़ना, कोरोनरी हृदय रोग होना।
- मुँह, गुदा, मूत्राशय, गरदन, गले, गुरदे आदि में कैंसर होने का खतरा बढ़ना।

महिलाओं पर भी तंबाकू का बराबर घातक प्रभाव पड़ता है। गर्भपात, नवजात शिशु की एकाएक मौत, समय पूर्व प्रसव, कम वजनी शिशु का जन्म, शिशु मानसिक रूप से अक्षम आदि जैसे खतरे पैदा हो सकते हैं।

सेकंड हैंड स्मोकिंग

लोग बीड़ी-सिगरेट पीते हैं और उसका धुआँ आस-पास के लोगों को पीना पड़ता है। यही सेकंड हैंड स्मोकिंग है।

वैज्ञानिकों ने सेकंड हैंड स्मोक को तीव्र कैंसरकारक घोषित किया है। इससे वे सभी रोग हो सकते हैं, जो धूम्रपान व तंबाकू से हो सकते हैं।

याद रखिए–

- शौक-शौक में चखनेवाले करीब 60 फीसदी व्यक्ति कुछ ही दिनों में तंबाकू के आदी हो जाते हैं।
- 80 फीसदी व्यक्ति धूम्रपान की शुरुआत 18 वर्ष से कम आयु में करते हैं।
- तंबाकू में मौजूद निकोटिन का नशा उतना ही खतरनाक है, जितना हेरोइन एवं कोकीन का।
- व्यक्ति धूम्रपान, तंबाकू, खैनी आदि छोड़ने की कई बार कोशिश करते हैं; लेकिन बार-बार कोशिश करने पर ही कामयाबी प्राप्त होती है।
- धूम्रपान छोड़ने के कुछ घंटों बाद ही इसके अच्छे परिणाम महसूस होने लगते हैं।
- केवल दो-चार बार ही तंबाकू (बीड़ी-सिगरेट, गुटखा, खैनी आदि) के सेवन से इसकी बुरी लत पड़ जाती है।
- स्मरण रखिए, तंबाकू की पहली खुराक ही आपको अपना गुलाम बना सकती है, इसलिए उत्सुकतावश या सिर्फ चखने के लिए भी इसका इस्तेमाल न करें।

धूम्रपान की लागत

मान लीजिए कि आप हर रोज 10 रुपए तंबाकू पर खर्च करते हैं तो–

- एक महीने में 30 दिन × 10 रुपए = 300 रुपए
- एक वर्ष में 300 रुपए × 12 महीने = 3,600 रुपए
- बारह वर्ष में 3,600 रुपए × 12 वर्ष = 43,200 रुपए
- बारह वर्ष में कुल राशि = 43,200 रुपए + ब्याज अलग से।

आप उम्र भर तंबाकू का सेवन करते हैं तो उसका खर्च 4 लाख रुपए

के लगभग बैठता है। इसमें तंबाकू के कारण होनेवाले रोगों के इलाज का खर्च शामिल नहीं है।

धूम्रपान कैसे छोड़ें?

1. धूम्रपान छोड़ने का सबसे प्रभावी तरीका है कि इसे एकदम से बंद कर दिया जाए। धीरे-धीरे छोड़नेवाला तरीका ज्यादा प्रभावी नहीं पाया गया है।
2. स्वयं को व्यस्त रखिए—सुबह की सैर, योग, प्राणायाम और अन्य शारीरिक गतिविधियों में हिस्सा लीजिए।
3. स्वयं को उत्साहित रखिए। जब आप धूम्रपान छोड़ने की कोशिश करते हैं तो आपका दिमाग व शरीर बार-बार धूम्रपान को याद करेगा, जिससे शुरू-शुरू में आपको बेचैनी, चिड़चिड़ापन इत्यादि की शिकायतें हो सकती हैं। ये समस्याएँ एक से दो महीनों में अपने आप दूर हो जाती हैं।
4. धूम्रपान छोड़ने के लिए आप डॉक्टर की सलाह से निकोटिन पैच, निकोटिन च्युंगम, स्वीकृत दवाइयों इत्यादि का प्रयोग कर सकते हैं; परंतु ये साधन ज्यादा कारगर नहीं पाए गए हैं। धूम्रपान छोड़ने की सबसे प्रभावी ओषधि सिर्फ इच्छा-शक्ति है।
5. धूम्रपान करनेवाली अपनी मित्र-मंडली का साथ छोड़ दें या उनको भी धूम्रपान छोड़ने के लिए प्रेरित करें।
6. धूम्रपान छोड़ने के दौरान चाय, कॉफी आदि का प्रयोग कम कर दें। पानी का प्रयोग ज्यादा-से-ज्यादा करें तथा भोजन के तुरंत बाद सो जाएँ।
7. याद रखिए, हो सकता है कि आप पहली बार में कामयाब न हो पाएँ, लेकिन दृढ इच्छा-शक्ति के बल पर एक दिन आप धूम्रपान छोड़ने में जरूर कामयाब हो जाएँगे।

यह भी करें

धूम्रपान छोड़ने के अभ्यास के दौरान जब भी धूम्रपान की इच्छा हो—

- परिजन या दफ्तर में दोस्तों के साथ गपशप करें।
- कंप्यूटर पर गेम खेलें। यह तलाशें कि दूसरे लोगों ने धूम्रपान कैसे छोड़ा।

- दोस्तों को फोन करें।
- मुँह पर ठंडे पानी के छींटे मारकर गहरी-गहरी साँसें लें।
- इलायची, सौंफ, लौंग आदि चबाएँ।
- तैराकी या घुड़सवारी करें।
- सीढ़ियाँ चढ़ें, उतरें।
- बच्चों के साथ क्रिकेट, फुटबॉल, बैडमिंटन, कबड्डी खेलें।
- क्रॉसवर्ड भरें, पहेलियाँ हल करें।
- संगीत सुनें, फिल्में देखें, उड़ते पंछियों को निहारें।
- अपने लंबित काम निबटाने में लग जाएँ।

संकल्प

आइए, तंबाकू के विरुद्ध यह संकल्प लें। हम जान चुके हैं कि यह हमारे लिए नुकसानदेह है। हम पैसा देकर बड़ी-बड़ी बीमारियाँ और अकाल मौत नहीं खरीद सकते। हमारे परिवार को हमसे बहुत आशाएँ हैं। हम उनकी आशाओं को नहीं तोड़ेंगे।

उठो, जागो! भारत के नौजवानो, अपनी शक्ति को पहचानो।

आज यह संकल्प करें, यह प्रतिज्ञा करें कि तंबाकू की गुलामी बंद कर देंगे। आप में इच्छा-शक्ति है। आप यह कर सकते हैं।

आज के बाद आप कभी तंबाकू को हाथ नहीं लगाएँगे। सुनहरा भविष्य आपकी प्रतीक्षा में है। आप एकदम हलके-फुलके हो गए हैं। तंबाकू से असमय आया बुढ़ापा दूर हो रहा है। कल एक नया सूरज उगेगा और आप पूरी तरह से बदल जाएँगे।

□□□